脳が冴え続ける
最強メソッド

ブレイン フィットネス バイブル

BRAIN FITNESS

「ブレインフィットネス®」プロデューサー 高山雅行
脳科学者 杉浦理砂

幻冬舎

第3章 脳を理解し攻略するために

第4章

運動

――有酸素運動や筋トレで脳が育つ土壌を作る

第5章

知的刺激

――知的な趣味や脳トレゲームで脳の可能性が広がる

第6章

食事

――脳が冴える食事、脳が鈍る食事

第7章 睡眠

——記憶を整理し、老廃物を排出する時間

第8章 ストレスケア 229

――ストレスの正体を知り、脳を守る

第9章 その他の生活習慣
——脳のためにできることはまだまだある

第10章 社会交流 ——脳は人とのつながりを求めている

はじめに

「ブレインフィットネス」とは、脳の健康な状態を維持するために行う総合的な取り組みのことです。フィットネスという言葉は、一般的には、体を健康な状態にするために行う運動のことを指しますが、そこに脳（ブレイン）という言葉を加え、脳の健康な状態を維持するために行う様々な取り組みやアプローチのことをこのように呼んでいます。

2016年にNHKの「シリーズ　キラーストレス」という番組が話題になり、2017年には「睡眠負債」という言葉が新語・流行語大賞のトップテン入りしましたが、現代の日本人は睡眠不足と過剰なストレスに悩まされており、脳が疲労しがちな生活を送っています。

また、多くのメディアが「認知症予防」のトピックを取り上げることも増えてきました。厚生労働省によると2025年には認知症高齢者は約700万人に達し、高齢者の5人に1人が認知症になるとされ、日本は未曽有の「認知症大国」になると言われています。

多くの人が脳疲労やストレスを解消し、認知機能を長期的に維持していくこと、すなわち脳の健康に強い関心を持っていますが、その取り組みは十分に行われているとは言えません。

米国では「脳の健康を維持・向上するための取り組み」であるブレインフィットネスに関する様々なサービスが普及しています。コンピュータの脳トレゲームが大きな市場になり、脳を休めるマインドフルネスが流行し、高齢者の認知症予防のためのブレインフィットネスジムも存在しています。

一方、日本では、睡眠やマインドフルネスが注目され、脳トレのゲーム、ドリル、パズル、塗り絵などが一定の市場規模になっていますが、まだまだ選択肢は少なく、一般の人が取り組めるものは限られています。

株式会社イノベイジは、若いビジネスパーソンから中高年の方を対象に、脳疲労やストレスを解消し、認知機能を長期的に維持していくことを目的とする脳トレーニングジム「ブレインフィットネス®」を東京に開設し、運営しています。

そして今回、ジムに通わなくても、今すぐに一人でも多くの人に脳のケアを始めていただきたいと考え、ブレインフィットネスについてひととおり押さえておくべきことがわかる『ブレインフィットネスバイブル』を出版することにしました。

本書は、単に「○○が脳に効く」という結論だけを列挙したものではありません。その結論が、どのような研究結果から導き出され、どのくらい確からしいのか、またどういうメカニズムで脳に効果があると考えられるのかということをできるだけ正確に伝えることを目指しています。

少々回りくどく感じる人もいるかもしれませんが、ブレインフィットネスを習慣として毎日続けてもらうためには、脳が健康になるメカニズムについて納得し、必要性を感じていただくことが欠かせません。そして、本書で学んだ知識を応用して、一人一人の環境や生活スタイルに合わせてアレンジし、長く続けてほしいのです。

本書の構成を簡単に説明します。

▼第1章　脳の不調が及ぼす仕事や人生への深刻なダメージ

この章では、まず現代のマルチタスク環境や睡眠不足などからくる脳疲労が及ぼす悪影響について解説しています。

▼第2章「ブレインフィットネス」は冴え続ける脳のための新習慣

ブレインフィットネスを実践することで、どのような良いことがあなたに起こり得るか、未来をイメージしていただきます。

▼第3章　脳を理解し攻略するために

まず脳を攻略するための第一歩として、基本的な脳の機能を理解していただきます。

第4章からは、ブレインフィットネスの各項目について、なぜそれを行うことが脳に良いのかを理解していただくために、脳に作用するメカニズムと効果についての科学的エビデンスを中心に解説していきます。

▼第4章　運動——有酸素運動や筋トレで脳が育つ土壌を作る

▼第5章　知的刺激——知的な趣味や脳トレゲームで脳の可能性が広がる

▼第6章　食事——脳が冴える食事、脳が鈍る食事

▼第7章　睡眠——記憶を整理し、老廃物を排出する時間

▼第8章　ストレスケア——ストレスの正体を知り、脳を守る

▼第9章　その他の生活習慣——脳のためにできることはまだまだある

▼第10章　社会交流——脳は人とのつながりを求めている

また、いくつかの章の終わりには認知症予防に取り組むブレインケアクリニック院長・今野裕之先生、脳機能イメージングの研究者である東北大学加齢医学研究所教

授・杉浦元亮先生、薬理学者でありヨガやマインドフルネス指導者でもある岩手医科大学薬学部神経科学講座教授・駒野宏人先生へのインタビューを収録しています。各分野の第一人者である先生方のお話は、脳の健康やブレインフィットネスの話題にとどまらず、より良く人生を送るための脳との付き合い方まで視野を広げる内容になっています。

本書に収録した内容は、これまでの有名な研究に加えて、数多くある研究論文の中から信頼度の高いものを中心に選び、検討してまとめたものです。

ただし、脳研究は目覚ましいスピードで進んでおり、毎日のように様々な研究結果が発表されています。脳には不明な点が多く、脳全体の数%しか科学は解明していないとも言われており、昨日までの常識が今日覆ることも珍しくありません。

本書で紹介するブレインフィットネスは、「現時点での」より確かな方法と言えるでしょう。ですが、すべてのことが確実にわかるのは50年先かもしれませんし、100年経ってもまだ確実なことは言えないかもしれません。脳の仕組みが解き明かされるのを待ってから取り組みを始めたのでは、もう遅すぎるのです。

また「脳に良いこと」は「体に良いこと」と多くの点で一致しています。仮に将来、ある方法について、認知機能の維持・向上につながる効果がなかったと結論づけられても、続けていたことは体に悪影響は及ぼさず、むしろ何らかの恩恵をもたらす可能性が高いでしょう。

欧米のビジネスパーソンたちはすでに脳のケアを始めています。あなたがいつから始めるか、それはこの本を読み終えてから決めてください。

株式会社イノベイジ　代表取締役社長
脳トレーニングジム「ブレインフィットネス®」プロデューサー　髙山雅行

第1章

脳の不調が及ぼす仕事や人生への深刻なダメージ

私たちは、長時間歩き続けていると、だんだん脚が重く感じるようになり、持ち上げるのが億劫《おっくう》になります。もう一歩も歩きたくない、それどころか立っていることすら嫌だと感じて、その場に座り込みたくなるかもしれません。

あるいは、全力疾走をしているときのことを思い出してください。5分か、それとも10分か、ある程度の時間を過ぎると呼吸が苦しくなって、もうそれ以上は走り続けるのが困難になり、走るのをやめてしまうでしょう。

このようなとき、私たちは「疲労」を感じています。

疲労というのは、生体が発する警報です。「これ以上続けたら体に害が及ぶからやめなさい」というメッセージなのです。もしこの警報を無視して活動を続けたら、脚を痛めてしまうかもしれません。場合によっては、生命の危機に瀕してしまうかもしれません。

疲労すると、パフォーマンスが低下します。歩き続けることが困難になり、全力疾走しようとしても元気なときと同じ速さで走ることはできません。

では、休みを取らずに脳を使い続けた場合は、脳に何が起こるでしょうか。

脳も生体の一部ですから、やはり疲労します。疲労すると、体の場合と同じように、脳のパフォーマンスは低下します。

もし、次のような状態に心当たりがあれば、それは年を取ったせいでも、あなたの能力が足りないせいでもなく、脳が疲れているせいかもしれません。

▼イライラして焦燥感がある
▼集中力が続かず深い思考ができない
▼すぐに疲れてやる気が出ない
▼会話をなかなか理解できないときがある
▼アイデアがひらめかない
▼悲観的な思考から抜け出せない
▼決断に時間がかかってしまう
▼文章を読んでもなかなか頭に入ってこない
▼物忘れが増えた

脳の疲労を取り除き、適切なケアをすれば、低下したパフォーマンスを元の状態に戻すことができます。もし、今まで脳の健康について何の対策もしてこなかったのなら、ブレインフィットネスはきっとあなたの助けになるでしょう。

▼現代人は脳が疲労する宿命にある

私たちの脳は狩猟採集を行っていた原始時代と基本的な構造は変わっていません。それなのに、槍を持って獲物を追いかけていた時代と、デスクに向かってパソコンのキーボードをカタカタと打っている現代では、脳の使い方がまったく違います。

脳ほど、想定外の使われ方をしている器官はないでしょう。たとえ、太古の昔と食生活が変わっていたとしても、食べ物を消化し、吸収して、栄養素を利用できる形にしていくプロセスは同じですが、野山を駆け回っていた時代から、じっと座ったまま脳だけが働き続ける現代まで、変化に対応してきた脳は、どの器官よりも柔軟性が高いと言えるかもしれません。

ＩＴが発達し、多くの業務は、インターネットなどを使って、どこにいても行えるようになりました。そのせいで、夜間、早朝、週末に関係なく常に仕事をしている人も多くなりました。このような環境変化と、仕事の方法や場所の変化は、働く人々に大きなストレスをもたらし、脳を疲労させています。

原始時代の私たちの祖先は、食うか食われるかの世界で生きていましたから、直面するストレスは現代の私たちには滅多に経験できないほど大きなものだったでしょう。しかし、彼らはいったん危機的な状況から逃れることができれば、ストレスからは解放されます。その後、何時間も悩んだり、いつまでも後を引いたりすることはありません。

しかし、現代の私たちが経験するストレスの多くは、戦うことも逃げることもできない状況で起こります。上司に怒りを覚えても、戦ってやっつけるわけにはいきませんし、嫌な仕事があっても逃げ出して終わりというわけにもいきません。そんなとき、大抵の人はじっと我慢して、負の感情を理性で抑えつけて溜め込んでしまいます。

このような行為は脳に大きな負担をかけます。さらに、パソコンを使った長時間のデスクワークは同じ姿勢で脳や目だけを働かせ続けるため、交感神経だけが活発に働き、自律神経のバランスが崩れやすくなり、脳だけでなく体や心にも大きな負担がかかります。

また、現代は便利さを追求しすぎて、脳に負担の大きい社会になっています。何をするにも無数の選択肢があるからです。選択肢が多いことは豊かさの象徴ですが、選択の連続は脳に負担を与えます。

1日働いてくたくたになっているときは、明日の朝何を食べるかという些細《ささい》な選択も困難になります。アップルの共同創業者、スティーブ・ジョブズが人前に現れるときにいつも黒のタートルネックにジーンズという同じスタイルを貫いていたのは、「どのような服を着るか」という選択をしなくてよいためでした。選択するたびに脳は疲弊します。ほかの重要な仕事の選択のために、服を選ぶという選択を減らし、脳のエネルギーを節約していたのです。

ジョブズほど極端ではなくても、「習慣」や「ルール」を作って選択を減らしている人も多いかもしれません。曜日ごとにネクタイを決めている、いつも同じ居酒屋に寄る、いつものメニューを頼むなど、そうすると脳が楽をできることを無意識にわかっているのです。

▼脳を鈍らせるマルチタスク

今の世の中には大量の情報があふれています。私たちはそれらを処理していかなくてはならないという強迫観念に駆られて情報をザッピングし、やるべきことを次々に切り替えてこなしていく「マルチタスク」を行っています。

マルチタスクとは、複数の作業を同時にもしくは短期間に並行して切り替えながら実行することです。

パソコンを開いて仕事をしていたら、メールが届いたアラートが画面に表示されて、ひとまず仕事をおいてメールをチェックする。ファイルをアップロードする間に、別の仕事をチェックする。外を歩きながらスマートフォンを起動させ、メールやニュース記事やSNSをチェックする。

多くの人が自覚なしに、マルチタスクを行っているはずです。

複数の業務を同時にスピーディーにこなす「マルチタスク」は一見効率が良く、多くの仕事をこなせるように思えますが、脳に大きな負担をかける作業なのです。ひとつのことだけをやっているよりも、疲れるのが早いのです。

もし、負担が大きくてもその分仕事が速く進むのであれば、マルチタスク習慣をやめる必要はないかもしれません。しかし、マルチタスク習慣のある人の認知機能が低下しているということを、2009年にスタンフォード大学の研究者らが実験で示しました。

まず、複数の大学の学生262人を集め、質問票に回答してもらい、「日常的にマルチタスクをする人」と「マルチタスクをしない人」の2グループに分けました。その後、彼らに間違い探しの課題を行ってもらいました。さらに、単に間違い探しをするだけでなく、判断を惑わす似たような偽物が混じった課題も行いました。

研究者たちは実験を行う前に、マルチタスクを頻繁に行っている人は、「情報の取捨選択力」「複数のタスクを素早く切り替える能力」「ワーキングメモリ」の3つの能力が高いという仮説を立てていました。同時に様々な情報を処理しているので、脳が鍛えられて能力が高まっていると考えたのです。

ところが、仮説は覆されました。

日常的にマルチタスクを行っている人の方が、課題の成績が悪かったのです。つまり、日頃行っているマルチタスクは脳を鍛える訓練になっているどころか、集中力を低下させ、単に脳の機能を鈍らせていただけだということが明らかになりました。

この実験から、マルチタスクは、様々な能力を低下させることがわかりました。低下した状態で複数のことを同時にやれば、ひとつのことに集中するよりも作業の効率が落ちることは明らかです。

なぜ、このようなことが起こるのか。それは、私たちは同時に処理を行っているつもりでも、脳は複数の処理を頻繁に切り替えて対応しているだけだからです。

脳は部位によって処理する内容が違う分業制をとっています(第3章参照)。

たとえば、テレビを見ながらスマートフォンでメールを打っている状態を考えてみます。テレビを見るときは、アナウンサーの言葉や、タレントの会話などを聞きながら、その内容を理解しようとして、言語の理解をつかさどる脳の領域が活発に働きます。一方、メールを打っているときは言語の産出に関わる領域が活性化します。テレビを見ているときと、メールを打っているときとでは、脳の働く場所が違うのです。

私たちは、テレビを見ながらメールを打っているつもりですが、脳内では私たちの注意を向けるものが変わるごとに、違う脳の領域を働かせています。

脳内の様子をたとえると、「テレビを見る」というプロジェクトを行っている部屋と、「メールを打つ」というプロジェクトを行っている部屋の間を、せわしなく行ったり来たりしている状態なのです。

少しやりかけたと思ったらすぐに席を離れて別の部屋に移り、違う何かをやり始めたと思ったら、また戻ってくる。もちろんそのような状態では、やりかけのプロジェクトを思い出すのにも時間がかかります。そして、ようやく始めたと思ったら、また移動しなくてはなりません。もし、会社でそんなふうに仕事をしている人を見つけたら、あなたはあきれて、「落ち着いてひとつずつやった方がいいんじゃないか?」と、忠告したくなるに違いありません。

しかし、マルチタスクを習慣にしている私たちは、自分の脳に、そんなバカバカしい作業を課しているのです。

2005年に発表された、ロンドン大学精神医学研究所のチームがヒューレット・パッカードの資金提供を受けて行ったマルチタスクに関する研究では、メールや電話によって気を散らされたとき、ビジネスパーソンのIQはマリファナを吸引したときの2倍以上低下していると報告されています。マルチタスクは仕事の生産性にかなりの悪影響を与えていることが示唆されます。

▼睡眠不足が脳のパフォーマンスを低下させる

徹夜をしたことがある人は、脳のパフォーマンスが低下することを経験として知っていると思います。記憶力は低下し、ミスが増え、感情のコントロールができなくなり、集中することが困難になります。話の要点をつかめなくなり、考えがまとまらず、文章を読んでも頭に入らず、理解力も衰えていきます。

これは脳が疲労しているせいで起こっています。睡眠は脳の疲労を回復させ、状態を整えるために不可欠なものだからです。

脳が疲労するのは徹夜をしたときだけではありません。質の高い十分な睡眠をとれない状態が何日も続いた場合も、脳は昼間の疲労を回復させることができず、疲労は蓄積していきます。

米国ペンシルバニア大学で行われた実験では、6時間睡眠を2週間続けると、徹夜明けと同じレベルまで注意力が低下することが示されました。

実験ではまず、21〜38歳までの48人の健康な人を4つのグループに分けました。3つのグループには、①4時間睡眠、②6時間睡眠、③8時間睡眠で14日間過ごしてもらいました。残る1つのグループには④3日間徹夜をしてもらいました。そして、注意力などを調べる認知機能検査を行い、睡眠時間と認知機能の関係を調べました。

認知機能とは、「記憶する」「考える」「判断する」「コミュニケーションをとる」「情報を処理する」などの脳の高次の機能を指す言葉です。検査では、脳のどのような機能が低下しているかを調べることができます。

実験の結果、③8時間睡眠グループは14日間を通して、注意力を調べる検査の誤反応の回数が0〜2回でしたが、④3日間徹夜グループの誤反応は1日目で約8回、2日目で約13回、3日目で約15回と増加し、徹夜を続けることで、注意力がどんどん低下していることが示されました。

ここまでは、私たちの経験から考えて納得のいく結果です。問題は、①4時間睡眠と②6時間睡眠のグループです。両グループとも、1日目の誤反応は1〜2回程度で③8時間睡眠グループと比べると誤反応の回数が少し多いものの、④徹夜グループの約8回と比べるとずいぶん少なく、これらの睡眠時間は認知機能にそれほど影響を与えていないように見えました。しかし、①と②のグループの認知機能は、日を重ねるごとにどんどん低下し、14日目には、4時間睡眠のグループの誤反応の回数は約15回で、これは、3日間徹夜したグループとほぼ同じになってしまいました。さらに、6時間睡眠を14日間続けたグループの誤反応の回数は約10回で、これは徹夜1日目の結果よりも成績が悪かったのです（図1上）。

またこの実験では、眠気の自覚があまりないにもかかわらず、仕事効率が著しく低下していることも明らかになりました（図1下）。4時間睡眠を2週間続けると、3日間の徹夜状態と同じくらい認知機能が低下することが示されたばかりか、6時間睡眠を2週間続けても、徹夜明け以下のレベルに認知機能が低下することが示されたのです。

この実験だけですぐに6時間睡眠が悪いと決めつけることはできませんが、睡眠不足が脳の機能にどのような影響を及ぼすのかを知るひとつの手がかりになります。

日本人の睡眠時間は年々短くなる傾向にあります。厚生労働省の調査によると、睡眠時間6時間未満の人の割合は、２００７年以降増加傾向にあり、２０１５年には約40％に上っています。特に、働き盛りの40代の男性では6時間未満の人の割合が半分近くを占め、また、都会に住む人ほど睡眠時間が少ないということもわかっています。男性ばかりではありません。日本の50代の女性の約半分が、6時間未満の睡眠時間しかとれていません。仕事や家事・育児に忙しい、日本の40～50代の女性は、世界一睡眠時間が短いとも言われています。

図１　短時間睡眠は眠気の自覚がなくても注意力が低下する

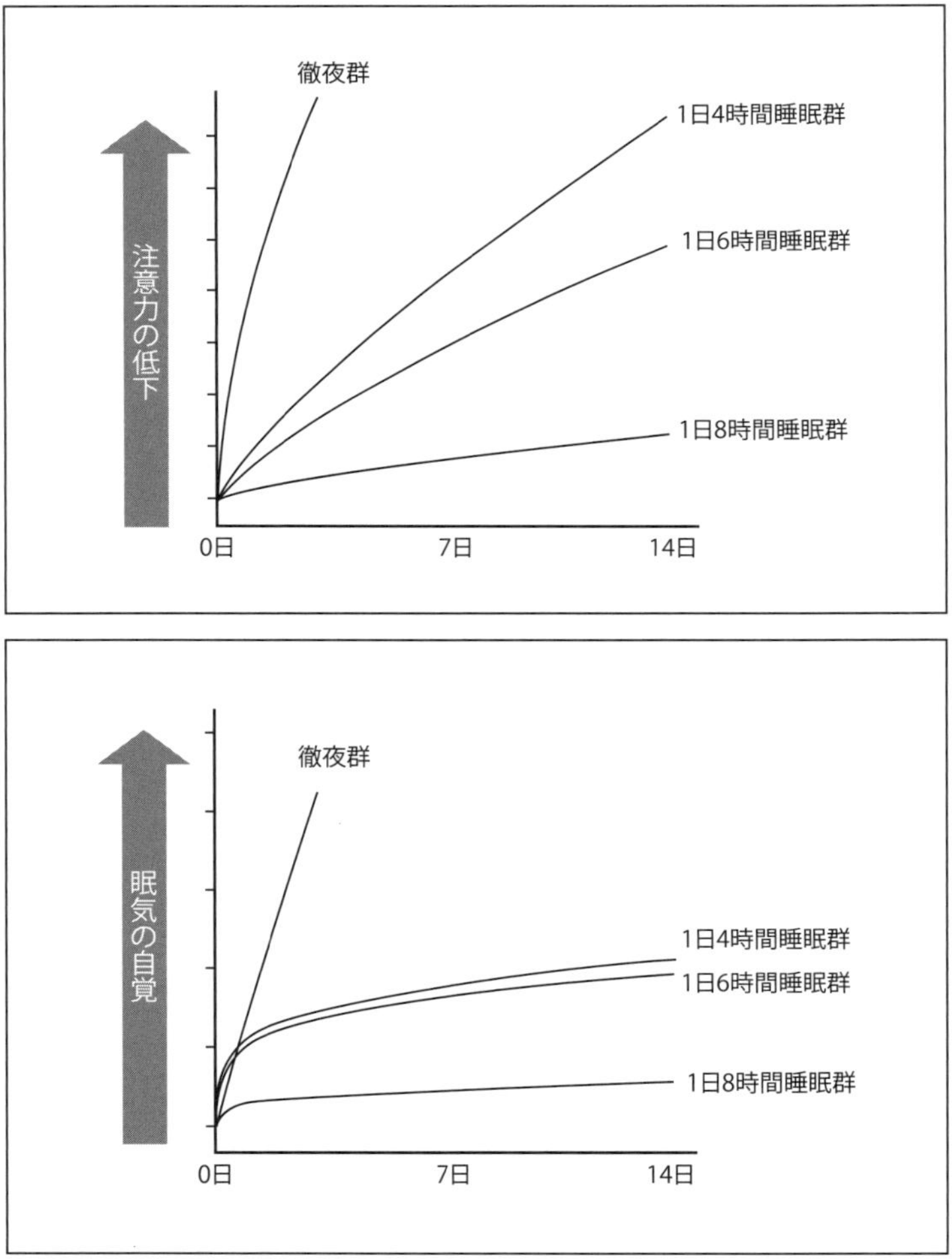

体の疲労と同じように、脳も、適切に休ませることができれば、パフォーマンスの落ちた状態から逃れることができますが、短い睡眠時間で毎日脳を酷使し、常に電子機器の操作に追われている現代のビジネスパーソンは、脳が慢性的に疲労した状態にある可能性が高いと私たちは考えています。

▼自覚のない隠れ疲労が脳を蝕む

睡眠時間も短いし、マルチタスクも習慣化しているけれど、自分はまったく疲れていないという人は、きっとやりがいのある面白い仕事をしているのでしょう。達成感や意欲に燃えているときは、脳内物質が放出され、疲労感が隠されてしまうことがあるのです。

いつも意欲的に仕事をこなし、充実を感じ、仕事が楽しくてしょうがない。もし、あなたが毎日たっぷり7時間眠り、脳に良い生活習慣を実践しているのなら、あなたの脳は本当に疲れていないのかもしれません。でも、まともに睡眠をとらずに、長時間働き続け、1日中仕事のことを考えていて気が休まる暇もなく、ろくな食事も摂っていない生活をしているのだとしたら、疲れていないのではなく、疲労のサインを感じていないだけかもしれません。

なぜ、疲労は隠されてしまうのでしょうか。

それは、ほかの動物たちや、狩猟採集生活をしていた大昔の私たちの祖先の暮らしを想像するとわかります。

疲労は動物にとって、命を守るための大切なサインですが、それは危険のない平常時の話です。目の前に敵が現れた非常時には、状況は変わります。捕食者を目の前に、じっと回復を待っているわけにはいきません。物事には優先順位があります。たとえ、体の一部が壊れてしまっても、逃げ切らないとその場で命が終わってしまいます。そんなとき、私たちの脳は一時的に疲労や苦痛を感じなくさせる脳内物質を放出します。休むより、逃げたり戦ったりする方が生命を守るために必要な行動だからです。

これは非常時のメカニズムとしては、とてもうまくできています。

現代の私たちは、捕食動物の餌にされる危機に直面することはほとんどありませんが、勝負をかけたプレゼンや、差し迫ってくる締切や、損得を左右する大切な判断など、大きなストレスに直面すると、非常時の私たちの祖先のように、逃げたり戦ったりできるように体が戦闘モードになります。このような状態になるおかげで、平常時以上のパフォーマンスを発揮することができますが、この状態が長い時間休みなく続いていると、体も脳も当然疲れてしまいます。

動物や狩猟採集時代のヒト族は、捕食動物に命を狙われたとしても、その状態が何日も続くことはまずないでしょう。逃げ切るか、食べられるか、勝敗はすぐに決まってしまうからです。しかし、現代のビジネスパーソンが受けるストレスは、そのような短時間では終わりません。明後日の会議に向けてのプレゼン準備をするために数日間、睡眠時間を削って資料を作成することもあるでしょう。また、大きなプロジェクトの責任者になって様々な判断と調整をする状況になれば、数か月、プレッシャーにさらされ続けることもあるでしょう。

当然、脳は疲労し、回復させる暇もなく、疲労が蓄積し続けます。頭がぼんやりして重くなり、はっきりと働かなくなり、集中力が途切れがちになり、気持ちも暗くなります。

そんなときに「脳が疲労しているから回復させなければ」と考えて、仕事の手を止めて仮眠をとったり、席を立って気分転換をしたりできるのなら、あなたは脳の疲労とうまく付き合っていることになります。そうではなく、うまく働かない脳にイライラして栄養ドリンクを飲んだり、スマートフォンでニュースをチェックしたり、気力を振り絞って無理矢理仕事を進めているのだとしたら、あなたの脳は疲労の負のスパイラルに陥ってしまいます。パフォーマンスが低下し、仕事の効率が悪くなり、ますます睡眠時間が削られて、脳は疲れていくのです。

さらに、運動不足や栄養バランスの悪い食事、大量の飲酒など、脳に負担をかける生活習慣が積み重なると、ますます脳は悪い状態になっていきます。

このような脳への負担が長期間続くと、「疲労」は「病気」を引き起こします。疲労を無視して走り続けたら脚が折れてしまうように、脳も壊れてしまうのです。

▼脳疲労が引き起こす「前うつ状態」

脳を酷使したときに一時的に「うつ病」に似た症状が現れることがあります。その状態を「前うつ状態」と呼ぶことがあり、うつ病の一歩手前の状態として警鐘を鳴らしている医師もいます。

前うつ状態を続けていて、後戻りできないくらいに脳にダメージが蓄積すると、本当にうつ病になってしまいます。

私たちは通常、何か嫌な出来事があったり、悩みがあったりすると、不安な気分になりますが、それは刺激に応じて脳が不安な気持ちになる脳内物質を放出しているせいなのです。ところが、脳が疲労して、前うつ状態やうつ病になってしまうと、脳内物質の調節機能が不調をきたし、外部に原因や悩みがなくても、不安な気持ちにさせられてしまいます。

うつ病になると、何に対しても意欲や興味がなくなり、憂鬱で悲しい気持ちが続き、不安や焦燥感に悩まされ、普段のように活動することができなくなります。

ここまでひどい状態にならなくても、脳が疲れると、気分も障害されるということを覚えておくと、自分の脳の疲労度を感じ取ることができます。不安な気持ちやイライラした気分が止まらないときは、外に原因があるのではなく、もしかしたら自分の脳の疲れに原因があるのかもしれないと思えるようになれば、とりあえず考えるのをやめて、早めに床について、明日の朝にまた考えようと気持ちを切り替えることができます。そして、朝になって疲労が回復した脳は、その問題に対してイライラすることなく冷静な判断を下してくれることでしょう。

▼年を取ると脳は何が苦手になるか

老化は誰にでも訪れます。目に見える体の老化と違って、脳の老化は自分の目で確かめることができません。その代わり、脳の老化は行動や思考のあちこちに現れてきます。

- ▼動作が遅くなる
- ▼とっさに行動できなくてあわてる
- ▼言葉が出てこない
- ▼判断が遅くなる
- ▼新しいことの学習が難しくなる、億劫になる
- ▼新しいこと、難しいことの理解に時間がかかる

▼次に起こることの予測が難しくなる
▼料理に時間がかかるようになる
▼怒りっぽくなる
▼車の運転が下手になる

第3章で詳しく解説しますが、脳が思考や記憶だけでなく、運動や感情も制御しているということを理解すれば、脳の老化によってこのような多様な症状が起こることがおわかりいただけると思います。

認知機能とひとくくりに呼んでいますが、その中には例として次のような機能が含まれています。

▼ワーキングメモリ……情報を一時的に頭に記憶し、並行して他の処理をする力
▼短期記憶……短期的に記憶する力
▼処理速度……理解や判断にかかる速度
▼選択的注意力……様々な情報の中から、必要なものに適切に注意を向ける力

▼分割的注意力……複数のことに同時に注意を向ける力
▼実行機能……計画を立てて実行する力
▼空間認識……目で見たものの位置関係を把握する力

ブレインフィットネスを考えるうえで重要な「ワーキングメモリ」は、「作業記憶」とも呼ばれ、作業をスムーズに行うために一時的に覚えておく記憶のことで、加齢の影響を受けやすいことが知られています。

たとえば、誰かと話をしている途中で、話をさえぎられて質問を投げられたときに、質問に答えて、話の続きに戻ろうとしても「何の話をしていたっけ？」と、忘れてしまうことがよくある人は、ワーキングメモリが衰えているのかもしれません。

また、「選択的注意力」が低下すると、周りががやがやとうるさい中で、話し相手の言葉を聞き取って理解するのが難しくなります。相手の話に集中できずに、あちこち気が散ってしまい、声は聞こえるのに言葉の意味がわからない状態になります。

寝不足のときに車の運転を続けることがどれだけ危険な行為かも、認知機能の一覧を見ればおわかりだと思います。選択的注意力を失えば、標識や信号を見落としてしまうかもしれません。車の運転は、ハンドルを操作しながら、車間距離を取り、障害物に注意しながら目的地に向かうというふうに複数のことを同時にこなさなくてはいけませんが、分割的注意力が衰えていると、無意識のうちに何かがおろそかになっているかもしれません。

脳がありとあらゆることを支配している以上、脳が老化するとありとあらゆるところに困ったことが起こるのです。

▼脳疲労の蓄積で認知症の発症リスクが高まる

2017年に「Every DHA推進委員会」が、全国の40～69歳の男女112人を対象とした調査の中に、「親に患ってほしくない病気」という項目がありました。

親に患ってほしくない病気として1位になったのは認知症でした。肉体的に大変なだけでなく精神的にも大変な認知症の介護を考えると当然の結果かもしれません。

一方、イギリスで「Saga」という企業が行った、50歳以上の男女500人を対象とした病気に関する意識調査では、全体の70%の人が最も罹りたくない病気は認知症だと回答しました。

最も親に患ってほしくない、かつ最も罹りたくない病気、認知症ですが、日本では2025年には患者数が700万人に達し、認知症の一歩手前の軽度認知障害(MCI)も合わせると1300万人になると試算されています。人口の9人に1人、65歳以上の3人に1人が認知症かその予備軍になってしまう時代がもうすぐ来るのです。

認知症はなってしまうと根本的な治療法がないのが現状です。認知症予防こそ最大の社会課題のひとつではないでしょうか?

脳を酷使し続けていると、将来の認知症のリスクが高まります。睡眠不足、運動不足、栄養の偏り、知的活動の不足、長期間にわたるストレスなど、脳に負担をかけ、脳の健康を損なうこれらの要素はすべてにおいて、認知症のリスクを高めるという研究結果が示されています。

スウェーデンの研究チームは、1511人の認知症の症状がない50代の人を対象に約30年間にわたり臨床研究を行い、仕事のストレスと認知症の発症リスクについて調べました。

研究では、実験参加者に2つの質問をしました。

1つ目は、「どれくらいの頻度で仕事を処理するのが大変だと感じますか？」

2つ目は、「どれくらいの頻度で仕事において時間に追われていると感じますか？」

そして、20〜30年後に参加者が、認知症を発症しているかどうかを調べました。その結果、50代のときに仕事でストレスを感じていた人は、感じていなかった人に比べて認知症を発症するリスクは1・53倍となりました。

認知症には、アミロイドβやタウというタンパク質が脳に蓄積する「アルツハイマー型認知症」、脳梗塞や脳出血の多発が主な原因で脳機能が障害される「脳血管性認知症」、大脳皮質などにタンパク質の塊「レビー小体」が現れることが原因で起こる「レビー小体型認知症」などがありますが、この研究では、認知症の中でもアルツハイマー型認知症とストレスの関係も調べています。

50代のときに仕事でストレスを感じていた人は、アルツハイマー型認知症の発症リスクが1・55倍になりました。

さらに興味深いことには、1つ目の質問である「仕事を大変だと思うかどうか」はアルツハイマー型認知症のリスクにならず、2つ目の「仕事で時間に追われていると思うかどうか」ということがリスクになることが明らかになりました。

時間に追われて仕事をしていると、脳が疲労のサインを発していても、適切な休憩をとることができません。

効率性を求められ、時間に追われて仕事をしなくてはならない現代は、脳にとって非常に負担が大きい社会です。そして、その負担が蓄積していくと、20〜30年後の認知症発症リスクを高めてしまう可能性があるのです。

認知症は遺伝要因や生活習慣など、様々な要因が関わっている「多因子疾患」であり、「進行性」の神経疾患です。進行性というのは、症状が時間を経るごとに悪化していくことを意味します。記憶や思考などの認知機能だけでなく、歩くことや座ることも困難になり、寝たきりになります。さらに進行すると、食べ物を飲み込む機能や呼吸、心拍をつかさどる部分の機能など、自律神経が制御している機能まで失われてしまい、最終的には死に至ります。

現段階では、認知症は根本的な治療方法のない、死に至る病なのです。

アルツハイマー型認知症患者の脳では、アミロイドβが発症のおよそ20〜25年前から溜まり始めることがわかっています。現在はこのアミロイドβの蓄積が病気の原因であるという説が主流になっていますが、そうではないという説もあり結論は出ていません。しかし、害をなす可能性があるからにはやはり可能な限り早期に脳をケアし、アミロイドβを蓄積させないことが重要です。70歳で認知症を発症すると想定した場合、それを防ぐためには、45歳より前から対策をする必要があるのです。

しかし、これは、逆に考えれば、早くから対策をすると認知症を予防できる可能性があるということを意味しています。実際、生活習慣を改善することで認知症を予防できる可能性が、多くの研究から示されています。

フィンランドで行われた「フィンガー研究」は、認知症は生活習慣の改善で予防できるという考えのもととなった有名な研究です。フィンガーといっても、英単語の「FINGER（指）」とは関係なく、「Finnish Geriatric Intervention Study（フィンランドの高齢者への介入研究）」の略称です。

この研究は、2009年9月7日から2011年11月24日まで行われました。60〜77歳のフィンランド人1260人をランダムに2つのグループに分け、一方のグループには、血圧の管理などと併せて健康的な食事、筋トレ・有酸素運動、脳エクササイズなどを行ってもらいました。このように生活習慣を変えてもらった人たちをAグループとします。

もう1つのグループは、このような生活習慣の改善を行わず、一般的な健康アドバイスだけをしました。このグループをBグループとしました。

Aグループには、具体的には、次のように生活習慣を変えてもらいました。

▼食事……野菜や果物を豊富に摂る。全粒穀物製品や低脂肪乳、肉を積極的に摂る。週に最低2日は魚を食べる。アルコール、糖、カロリー、塩分の摂取を制限

▼運動……週1~3回の筋力トレーニング、週2~5回の有酸素運動

▼脳エクササイズ……ワーキングメモリ、エピソード記憶、メンタルスピードを鍛えるトレーニングを週3回（1回15分程度）

実験を始めてから2年後、生活習慣を改善したAグループは、改善をしなかったBグループに比べて、認知機能の全体的なスコアが平均で25%も高いという結果が出ました。さらに、認知機能の中でも実行機能スコアは83%、処理速度スコアは150%、記憶スコアでも意味のある差が見られました。

一般的には、脳の機能は加齢とともに衰えていくと考えられていますが、2年間、生活習慣を改善するだけでこのような差が出たのは、非常にインパクトのある結果です。生活習慣を対象とした実験は個人差や管理できない様々な要素が複雑に絡み合う

ために、対象者が少ないと信頼できる結果が得られません。しかし、人数が増えれば増えるほど、そのような差は平均化されて、誤差が少なくなり、調べたい結果だけを知ることができます。その意味では、１２６０人というかなり多い人数で2年間にわたってデータを集めたこの研究の結果は、信頼度が高いと考えられます。

このフィンガー研究は多くの示唆に富んでいます。脳というのはいったん成熟してしまうとあとは加齢とともに衰えていくばかりだと考えられていましたが、高齢者でも生活習慣を見直せば、衰える速度を抑えることができるのです。

次の章では、ブレインフィットネスがどのような恩恵をもたらすのかを詳しく説明していきます。

インタビュー

臨床最前線①
ビジネスパーソンの脳事情

ブレインケアクリニック院長
今野裕之 先生

脳の問題を抱えて受診する人たちには、どのような方が多いですか?

当院では、30～50代くらいの方が物忘れを心配して受診されます。中でも、当院で提供している物忘れ・認知症予防プログラムを求めてくるのは、会社役員や経営者、専門職の方々です。そのような職種の人は自分が認知症になってしまうと会社が傾いてしまうかもしれませんので、脳の健康にも関心が高いようです。家族や社員が付き添ってくる人もいます。

ずいぶん若い方が多い印象を受けました。

社会のIT化が進んでいるせいでしょうか。扱う情報量が急速に増加し、脳も疲れやすくなっています。また、スマートフォンやパソコンに大量の情報を記録できるようになった結果、私たちは自分で何かを覚える努力をしなくなりました。昔は電話番号をそらで言えたと思いますが、現在では、家族の電話番号すら覚えている人はほとんどいないと思います。初めての場所に行くときにはナビの指示に従えば迷うことなく着きますし、人と会うときも待ち合わせの場所や時間を覚えておく必要はありません。現在の私たちは生活の多くの部分で、自分の頭で考えて記憶するという作業をしなくなってきています。しかし、脳は筋肉と同様に、使わなければ機能は衰えていくのです。

このような社会の変化も、物忘れを自覚するビジネスパーソンが増えている原因のひとつのように思います。

脳を疲れさせないためにはどうしたらよいでしょうか？

まずは、脳を休ませることが重要です。ストレスを受けるとコルチゾールというホルモンが分泌され、交感神経を刺激してストレスに対処しようとしますが、コルチゾールは神経細胞を傷つけ、脳の萎縮を早めてしまいます。ストレスから受ける悪影響を緩和するためには十分な睡眠時間が必要です。さらに、眠っている間に認知症の原因となる脳の老廃物が排出されるメカニズムがあるということもわかってきました。そういう意味でも十分な睡眠時間が必要なのです。

また、日々の食事も大切です。働いていると自炊する時間がとれず、どうしても外食やコンビニでお弁当を買う頻度が増えてしまいます。このような食事では炭水化物の摂取が多くなり、血糖値が上がりやすくなります。高血糖が持続すると、糖がタンパク質と結合して変性を起こす「糖化」という老化を促進する現象が起こります。また、アルツハイマー型認知症の原因物質であるアミロイドβが溜まりやすくなる原因にもなります。脳の機能を維持する必須栄養素、ビタミンやミネラル、オメガ3脂肪酸なども不足しがちになりますね。

脳の不調は薬を使わなくても改善するのでしょうか？

症状にもよりますが改善するケースも多数あります。

当院では米国発祥の「オーソモレキュラー医学」をベースにした栄養療法や点滴療法を行っています。オーソモレキュラーというのは日本語に直すと「分子整合」あるいは「分子矯正」とも訳されますが、要は栄養素（分子）の偏りや不足を補って細胞が本来持っている機能を最大限に引き出すことで治療をしていく方法です。オーソモレキュラー医学は米国の科学者、ライナス・ポーリングや精神科医のエイブラハム・ホッファーらによって始められ、発展してきました。日本では、新宿溝口クリニックの溝口徹医師らがパイオニアとして栄養療法を広めており、今では500を超える医療機関がオーソモレキュラー医学をもとにした栄養療法を取り入れていると聞きます。

栄養療法が得意とするのは、一般的な診断基準では病気と診断されないにもかかわらず、何らかの自覚症状がある、いわゆる「未病」という状態の治療です。気分の落ち込みや不安、不眠、慢性疲労、パニック発作、倦怠感、意欲の低下、物忘れ、頭の中が常にもやもやとしてはっきりしない「ブレインフォグ」などは、血液検査と尿検査を行って栄養のバランスを詳細に調べ、食生活を改善してサプリメントで十分な栄養素を補充することによって、薬を使わなくても改善するケースを多数見てきました。

ちなみに、物忘れやブレインフォグが見られる場合、背後に血糖調節異常やビタミンB群、鉄、ビタミンDなどの不足が潜んでいるケースが多いです。

第2章

「ブレインフィットネス」は冴え続ける脳のための新習慣

ブレインフィットネスを実践し、正しい方法で脳を休ませ、ケアを続けていけば、脳は変わっていきます。脳が不健康な状態から健康な状態に変わると、次のようなことが起こります。

▼記憶力や思考力が高まる
▼アイデアが湧きやすくなる
▼前向きな気持ちになる
▼意欲に満ちた日々を送れるようになる
▼感情のコントロールをしやすくなる
▼集中力が高まる

このようなことが起こるのは、「意欲」や「感情」にも脳の機能が大きく関係しているからです。脳が健康な状態にあれば、意欲にあふれ、未来に対して明るい展望を持ち、実行可能な計画を立てて目標に向かって突き進んでいくことができます。複雑でなかなか終わらない仕事も高い集中力を発揮して、より短い時間で終わらせることができます。企画書の作成も、ひらめきとアイデアが次々と湧いてくれれば、良い考えが浮かばなくて頭を悩ませ続けることもなくなります。ミーティングや交渉の場でも、相手の主張の要点を素早く理解し、有意義な議論を行うことができるでしょう。

また、ブレインフィットネスの恩恵はビジネスの場面だけにもたらされるわけではありません。脳が健康な状態になれば、その影響は人生の多くの場面に及びます。家族と良い関係を築けたり、趣味の世界で新たな自分を発見したり、副業を始めたり、10年先の将来計画を立てたりすることもできるかもしれません。

脳の仕組みを理解し、ブレインフィットネスを習慣として続けていけば、脳はもっと生き生きと活動できるようになります。脳が生き生きと活動すると、脳の持ち主であるあなた自身の人生も大きく変わっていくのです。

本書では、ブレインフィットネスを7つのカテゴリーに分けてまとめました。詳しい説明は後の章で行っていきますが、ここでは概要を説明します。

運動

運動が認知機能の維持・向上に効果があることや、運動習慣のある人ほど認知症発症リスクが低くなることは、多くの研究により明らかになっています。

運動すると全身の血流が改善し、脳の健康維持に役立ちます。また、運動をすることで神経の成長や維持に欠かせない「脳由来神経栄養因子（BDNF）」という物質が増えます。そのことによって、脳細胞の減少を防ぐことができます。また、脳内物質の産生も運動によって促されます。

知的刺激

知的刺激とは、頭を使う活動全般のことを指します。

ビジネスパーソンは、毎日頭を使う活動をしているので、もうこれ以上、この項目については考える必要がないと思われるかもしれませんが、ビジネスで使う脳の領域は多くの場合偏っています。脳を活性化する最も効果的な刺激は、これまで経験したことがない新しいことへの挑戦です。また、誰かと共同で行う複雑な仕事も認知機能の維持に効果があります。一部の脳トレゲームなどで、普段は使わない脳の部位を刺激することも有効です。

食事

毎日の食事が体の健康に影響することに異論を唱える人はいないと思いますが、脳の機能や健康もまた、毎日の食事から摂取する栄養素に大きく左右されることが多くの研究から明らかになっています。

毎日の食事は短期的には意欲・集中力・記憶力などの日常生活における脳のパフォーマンスに、また長期的にも脳の健康維持に大きく影響します。

さらに、生活習慣病につながるような悪習慣を見直すことも大切です。生活習慣病になると認知症のリスクが高まるからです。

睡眠

睡眠は脳にとって疲労を回復させる大切な時間です。睡眠不足や質の悪い睡眠が続くと、脳のダメージが蓄積し、機能の衰えにつながります。また、良質な睡眠がとれていないと、脳の働きが鈍ります。

睡眠中も脳は働いています。記憶を整理して定着させたり、細胞に有害な老廃物を脳の外へ排出したりしているのです。昼間は、次々とミッションが発生しますが、横たわって目をつむって眠っているときは、脳が別の仕事に集中できる貴重な時間です。

第3章で詳しく説明しますが、睡眠は「自律神経」の働きを整えます。自律神経は、起きている間は外部の環境変化に対して、体のあちこちを絶え間なく調整していますが、眠っているときは起きているときほど外部環境が変化しないので休むことができるのです。また、仕事をしたりストレスを感じたりしているときは、自律神経のうちの交感神経が優位な時間が続き、体は常に戦闘態勢にさせられ、疲れてしまいますが、眠っているときは副交感神経が優位になるため、体の疲労回復にも睡眠は欠かせません。

ストレスケア

日々のストレスを蓄積させないようにして、ストレスによってダメージを受けたら回復させる。これは脳のことを抜きにしてもビジネスパーソンには必要なスキルです。ストレスが脳に与える恐ろしい影響を理解すれば、さらに危機感を持ってストレスケアに取り組めるでしょう。

その他の生活習慣

前記の5項目以外の生活習慣に関して、認知機能との関係がある研究を紹介していきます。肥満や喫煙や飲酒など、様々な因子が調べられています。

また、生活習慣病が認知機能に及ぼす悪影響について、研究結果とそのメカニズムを説明していきます。

社会交流

社会交流の有無が、認知機能や健康状態、さらには寿命にまで関係するという結果が複数の研究で示されています。

なぜ社会交流が断たれると健康に害が及ぶのか、そのメカニズムを脳内物質との関係から解説していきます。

この7つのカテゴリーを見ただけで、毎日の生活の様々な要素が脳の健康に関わっていることがおわかりだと思います。後の章では、なぜこれらの項目が脳のケアや認知症予防につながっていくのか、メカニズムを説明していきますが、単にこれらのことに気をつければ脳の健康に良いというだけではなく、脳のどのような機能がどのように変化するのかを知れば、正しいやり方で行うことができ、効果を実感しやすくなります。

ブレインフィットネスは、総合的に脳をケアする方法論です。7つの項目は、相互に関連し合っています。もちろん一度にすべてを行うことができなければ、取り組みやすいと思ったものから始めてもらってよいのです。しかし、ひとつのことだけを集中的に行うよりは、これらを総合的に行う方が高い効果を発揮することは、言うまでもありません。

睡眠不足のまま、激しい運動をしたり長時間の知的刺激を与えたりすると、脳はますます疲労し、パフォーマンスはさらに下がってしまいます。まずは、脳にとって悪い習慣を改めることが先決です。

ブレインフィットネスでは、脳が疲労状態にある場合には、まず脳を休めることを重視しています。知的刺激の項目では、脳の鍛え方についても説明しますが、まずは十分に休ませ、疲労を取って、吸収しやすい状態にしてからトレーニングを行わないと、脳を鍛える効果は上がらないのです。

▼ブレインフィットネスでは、まず脳を休ませる

脳のパフォーマンスを上げるというと、脳トレゲームや計算ドリルのような、頭を使って鍛える方法ばかりを思い浮かべてしまいますが、ブレインフィットネスで、私たちがまず重要視しているのは、疲れた脳を適切に休ませることです。

ビジネスパーソンにとって、脳は一番の商売道具のはずなのに、多くの人はメンテ

ナンスもせずに酷使し続けています。自分の脳に対して、「もっと働け」と鞭をふるって無理をさせることはあっても、「よくやってくれた、今日はゆっくり休んでいいよ」といたわる人は少ないでしょう。

欧米ではいち早く「脳を休めたい」というニーズに応えるマーケットが誕生し、成長を続けています。

ニューヨークには、従来の香をたきしめ寺院で行うような宗教的な瞑想ではない、現代的な内装のメディテーションスタジオが誕生し、多くのビジネスパーソンが昼休みに訪れて瞑想を行っています。

グーグルやフェイスブックをはじめ、世界中の企業で脳を休めるための「マインドフルネス瞑想」が人材育成カリキュラムに導入されるようになり、最近は個人で実践する人も増加しています。

日本でも最近は疲労のメカニズムや睡眠の大切さが注目されてきていますが、欧米と違って、自分で自分の体をメンテナンスしていくという意識は、まだ浸透していないように思います。

ここ数年で日本でもワークライフバランスが重視されるようになりました。長時間会社にいるよりも、短い時間で集中し、効率よく仕事を終わらせることに価値が置かれるようになってきたのです。

しかしながら、世の中の風潮は変わっても、長年培った習慣はすぐには変わりません。脳が疲労して集中することが難しい状態になっているのに、短期間で成果を出そうとすると、過剰な負担がかかり、脳はますます疲労してしまいます。また、会社から早く帰るようになったおかげで、寝る時間が早くなったという方は少ないのではないでしょうか。残業なしで会社を出たのに、仕事のことを考えていたり、会社を離れても常にメールや電話をチェックしていたりするのでは、休まる暇がありません。

短い期間で成果を上げるには、オン・オフをしっかり切り替えて、オフのときは脳を休ませることが必要です。睡眠や食事や運動など、普段から脳の健康を考えた生活を送り、脳のメンテナンスを行う。そうして初めて、仕事中に最高のパフォーマンスを発揮できるのです。

▼これからのビジネスでは脳をケアする人だけが生き残る

ブレインフィットネスを実践し、意識的に脳を休めて、脳の健康に良いことを実践していけば、あなたの脳は変わります。そして、そのような変化をいったん経験してしまうと、もう、頭に霧がかかったようなぼんやりした脳には戻りたくないと感じるでしょう。続けることに手応えを感じ、面白くなってきます。そうなれば、ブレインフィットネスは習慣となり、あなたは特に意識しなくても、いつも冴えた脳で毎日を送ることができるようになります。

マルチタスクが脳を疲労させると第1章で書きましたが、マルチタスクが習慣になると、集中力が低下し、深く考えて物事に取り組むことがどんどん苦手になっていきます。大量の情報を浅く読み飛ばし、しっかりと考えることができなくなってしまうのです。

テクノロジーの進化によって便利な世の中になってきましたが、ＡＩに人間の仕事を奪われるのではないかという不安も耳にするようになりました。今後もＡＩは進化し続け、ビジネスの現場に登場し、いつの間にか浸透して重要な役割を担うようになることは間違いないでしょう。そうすると、ビジネスパーソンに求められる仕事は変わってきます。定型化できる仕事はＡＩに任せておいて、よりクリエイティビティが求められる仕事を人間が担うことになります。思考を深め、新しい知恵を生み出すことにビジネスパーソンの仕事の価値がフォーカスされていくのです。

単純労働から解放されて、クリエイティブな知的作業に集中できることは、本来喜ばしい変化であるはずですが、現代の人々の脳は、そんな未来のニーズとは逆の方向に変化してきています。

ＡＩが職場に進出し、深く物事を考えられない人間は、仕事がなくなってしまう――これは遠い先の未来の話ではないのです。20年後、または10年以内にそんな時代が訪れるかもしれません。

▼脳は何歳からでも鍛えることができる

２０１１年に、スウェーデンのストックホルム大学で、健常な高齢者にワーキングメモリのトレーニングを行ってもらって脳活動の変化を調べる実験が行われました。このワーキングメモリは加齢の影響を受けやすいこともわかっています。

さて、この実験では、23人の健常な高齢者（平均63・7歳）のうち、12人には個人の能力に合わせた難易度のワーキングメモリのトレーニングを行ってもらい、残りの11人は、低いレベルに固定したトレーニングを行ってもらいました。トレーニング前と後に、磁気共鳴画像装置（ＭＲＩ）の中でワーキングメモリ課題を行ってもらい、脳活動を調べる機能的磁気共鳴画像法（ｆＭＲＩ）で解析し、両群の脳活動と課題の成績を比較しました。

その結果、どちらのグループでも、トレーニング後は、より少ない脳のエネルギーで効率的に課題を遂行できるようになりましたが、個人のレベルに合ったトレーニングを行ったグループの方が、低いレベルでトレーニングを行ったグループと比べて、より高い効果が得られることが示されました。

さらに、認知機能検査を実施すると、適切なレベルで鍛えられたグループは、低いレベルのトレーニングを行ったグループに比べ、「注意機能」や個人が経験した具体的な出来事の記憶である「エピソード記憶」において、高い成績を獲得しました。

では、若い世代の脳ではどのような効果が表れるのでしょうか。

彼らは翌年、同様のコンピュータを用いたワーキングメモリのトレーニングを、健常な高齢者（60～70歳）45人と、若い成人（20～30歳）55人に5週間（1日30分、週5日）

行ってもらい、トレーニングの効果を比較しています。

その結果、次のような報告をしています。

・個人のレベルに最適化した難易度に調整されたトレーニングを受けたグループでは、若い成人も高齢者も、トレーニングにより成績が向上した。

・成績の伸びは、高齢者に比べ、若い成人の方が大きかった。

・また、トレーニングを行った課題以外のワーキングメモリを使う課題でも、成績が向上した。

・さらに、日常生活において、若い成人、高齢者とも、注意力などの認知機能の改善が見られ、その効果は3か月後まで持続した。

これは、成人になってからや高齢になってからでも脳を鍛えることができるという大変興味深い結果だと言えます。また、ワーキングメモリを鍛えることで、そのほかの認知機能の改善も見られたという点も注目に値します。

ワーキングメモリを鍛えることも、ブレインフィットネスで重要視していることのひとつです。これについては第5章の「知的刺激」で詳しく説明します。

▼ブレインフィットネスで大事なことは、習慣化すること

本書では、ブレインフィットネスの方法だけでなく、なぜ脳に良いかということも科学的なエビデンスを示しながら説明していきます。また、脳に良い理由を理解してもらうために、脳の機能や働きも説明していきます。

脳や体に関する正しい知識を得ることも、ブレインフィットネスの一環なのです。

手っ取り早く、脳のパフォーマンスを上げる方法だけわかればいいという人もいるでしょう。しかし、ブレインフィットネスは、1週間集中して行えば終わりというわけではなく、毎日の習慣にしていただき、できれば一生続けてほしいのです。

そのためには、まず、心の底から切実に、ブレインフィットネスの必要性を感じ、ブレインフィットネスの仕組みを理解し、その意義について考えてほしいのです。加えて、ブレインフィットネスの方法論を理解すれば、自分自身のライフスタイルに合わせてカスタマイズすることができ、より効果的に続けることができます。

不思議でユニークな臓器である脳の働きをもっと知りたいという好奇心を持っていただければ、本書から得るものは多くあります。

ブレインフィットネスのやり方を知るだけでなく、脳の働きや性質を知れば、脳をもっとうまく使うことができます。ストレスや疲労や自律神経や感情などについて、脳がどのように関わっているのかを理解すれば、私たちは今よりもっと自分をマネジメントできるようになるでしょう。あなたの困った癖や、悩みや、病気とも言えない不快な症状も、脳を知れば、解決のヒントが得られるかもしれません。

また、脳の中で何が起こっているのかを知れば、ブレインフィットネスを続けていくことに手応えを感じやすくなります。研究データとして数値化できるほどの結果はすぐには表れないかもしれませんが、自分にしかわからない、小さな変化を感じ取れるようになるはずです。

ブレインフィットネスを続けていくと、脳だけでなく体も健康になります。体が健康になれば、今までの悪い習慣を断ち切ることも容易になるでしょう。

ひとつひとつの行動が脳になぜ良いか、もしくはなぜ悪いか、という根本的なことを理解していれば行動も変わるはずです。

▼人生100年時代、リタイア後の40年をどう過ごすか

人類の平均寿命は年々延び続けています。1840年頃から見ていくと、10年に2～3歳のペースで延び続けています。この傾向がこれからも続くと仮定すると、現在50歳以下の人の多くが100歳まで生きる可能性が高いのです。

また、現在60歳の人でも、90歳まで生きる可能性が高いことになります。ということは、会社を60歳で退職しても、その後に30～40年の人生があるわけです。

もし、精神・肉体ともに健康であれば、充実した第二の人生を送ることができます。ですが、認知症になってしまったら、やりたいことも十分に行えず、長い人生を楽しむことはできません。

「老後のために」と考えて、家を購入したり、貯金や投資などを行ったりしている人もいるかもしれませんが、いくら家やお金があっても、本人の健康や脳の状態が悪くなったら、その努力は意味がなくなってしまいます。

脳は取り替えることができません。パソコンやスーツのように、使うだけ使って古

くなったら新しいものに買い替えることができるのなら、後先考えずに酷使してもよいかもしれませんが、自分の脳はひとつしかありません。無理をさせ続ければパフォーマンスは落ちていきます。

ブレインフィットネスという概念を理解し、自分の生活に取り入れることで、いつまでも健康で生き生きと、意欲に満ちた日々を送ることができる可能性が高まります。

想像してみてください。10年後も20年後も30年後も、脳が思い通りに働いてパフォーマンスを発揮してくれたら、どのような望みがかなえられるでしょうか。

年を取っても、脳が健康であれば、意欲にあふれ、アイデアも実行力もある日々を送ることができます。職業によっては、生涯現役であることを目指してもいいですし、リタイア後にまったく新しいことを始めてもよいでしょう。ボランティア活動などで、培ったスキルを世の中に還元するのもよいでしょう。健康であれば社会とつながりやすくなり、さらに健康になれるという良い循環が起こります。

第10章の「社会交流」で詳しく説明しますが、長く現役でいられることが個人と社会の幸福につながります。人とやりとりをする複雑な仕事を続けていると認知症を発症しにくいことや、社会的なつながりが寿命に影響するという研究結果もあります。

未来という観点から見たときに、若いうちから意識して脳の健康に取り組む人が増えてくれれば、脳の健康寿命が格段に延びて仕事の現役期間も延び、いわゆる「生涯現役」が実現していくのではないでしょうか。

生き生きと活躍する高齢者が増えれば、少子高齢化による若い世代の介護負担が軽減されます。寝たきりで人に迷惑をかける老後のイメージしかなければ、年を取ることは恐ろしくて不安なことでしかありませんが、80歳になっても100歳になっても、新しいことを楽しんで始める高齢者が増えれば、現役で働いている世代の人も老後が楽しみになるに違いありません。生産年齢人口が減り続ける日本において、シニア層の活躍は欠かせません。脳の健康を維持して、生涯現役で活躍し続ける高齢者が増えることで、超高齢社会も明るく見えてきます。

人類が遠い祖先から脈々と受け継いできた遺伝子も体の仕組みも、100年生きることを想定したものではありません。もし、寿命が20年ほどならば、どれだけ好きなように暮らしても、多くの人は認知症や生活習慣病を発症せずに一生を終えることができるかもしれません。しかし、私たちの人生は、遺伝子の想定外の期間の方が長いのです。

保証期間が過ぎたものをメンテナンスもせず、好きなように使い倒したら、不具合が起きない方が不思議です。何もしなくてもずっと健康な人もいますが、それはよっぽど運が良いケースだと考えた方がよいでしょう。

ブレインフィットネスは、保証期間の切れた脳をなんとかしてもたせるための方法のひとつでもあるのです。

インタビュー

臨床最前線②
オーダーメイドの物忘れ・認知症対策

ブレインケアクリニック院長
今野裕之 先生

認知症には根本的な治療法がないとよく聞きますが、やはり予防するしかないのでしょうか？

一部の認知症を除き、代表的な認知症であるアルツハイマー型認知症、脳血管性認知症、レビー小体型認知症、前頭側頭葉変性症には根本的な治療法がないことは、ほとんどの医師が知っていますが、現在の日本の医療システムでは病気にならないと治療をすることができません。

しかし、発症してからすぐに治療を開始しても、一時的な改善か、進行を抑制することくらいしか期待できません。

一方、予防に関しては、様々な疫学研究により、どのような要因があると認知症になりやすいのか、あるいはなりにくいのかということはわかっていますので、治療よりも予防に取り組む方が認知症対策に有効だと言えます。

認知症は基本的に、ある日突然始まる病気ではなく、加齢とともに少しずつ脳内で変化が進み、発症に至る病気です。アルツハイマー型認知症では、病気になる20年以上前から原因となる物質が溜まり始めます。脳血管性認知症なら、少しずつ高血圧や動脈硬化が進んだ結果、脳の血管が破れたり詰まったりすることが積み重なって発症します。

一般的な「物忘れ外来」でも認知症の早期発見・早期治療を目指し、検査などを行っているところもありますが、このような外来で行う簡単な問診では、認知機能低下がある程度進行しないと認知症の診断ができません。また、認知症の症状が出る前の段階では脳の形態変化は乏しく、CTやMRIで認知症を発見するのも困難な場合が多いのです。認知症は、認知機能の低下が現れる前から脳内の変化が始まっていることが知られており、認知機能の低下が現れてから対策をするのでは発症自体を防ぐことは難しいのが現実です。

したがって、症状がないときから、病気にならないための対策をすることが重要です。糖質を摂りすぎていないか、栄養の不足はないか、運動は定期的にしているか、ストレスをうまくコントロールできているか、質の良い睡眠をとれているか、脳をバランスよく鍛えているか、歯周病や虫歯がないかなど、認知症予防に関して気をつけなければいけないことは多岐にわたりますが、毎日の小さな積み重ねが将来の健康につながっていきます。

先生が行っている認知症予防プログラムはどのようなものなのでしょうか?

認知症予防対策において難しい点は、個人によって気をつけるべき点が違うということです。糖質を控えることは重要ですが、控えすぎても体調を崩すことがあります。運動も人によって適切な強度が異なります。認知トレーニングは苦手な部分に焦点を絞って行う方が効果的です。このように、より効果的な認知症予防のためには、一人一人に合わせたオーダーメイドの対策が必要です。

カリフォルニア大学の医師デール・ブレデセンが、2014年にオーダーメイドの初期認知症の治療（リコード法）を実施し、10人中9人に何らかの改善が見られたという論文を発表しました。また、フィンランドのフィンガー研究で、食事・運動・認知訓練・血管リスクモニタリングにより認知機能低下を有意に抑制したという研究結果も、私が物忘れ・認知症予防プログラムを始める後押しになりました。

「物忘れ」とひとことで言っても、原因は様々です。その背景にどのような認知機能の低下があるのかを調べるのが物忘れ・認知症予防治療、そしてブレインケアの第一歩です。

当院では、米国で開発された研究用の精密な認知機能検査「コグニトラックス」を用いて物忘れのパターンをつかみます。次に、体組成計による計測値から肥満や皮下脂肪などの影響を検討します。さらに、血液検査と尿検査による栄養解析と、自律神経バランス分析、末梢血液循環分析などの総合的な検査所見によって体内で何が起こっているのか読み取ります。

うつ状態の有無のチェックや口腔内環境も忘れずに確認します。このようにして得られた結果を対策レポートにまとめ、患者さんにお渡ししています。

物忘れで受診され、改善されたケースを教えてください。

一番印象に残っているのは、社内での細かいミスが増えたことから悩み、抑うつ的になって当院を受診した会社員の男性です。様々な検査をした結果、明らかに記憶力の低下が見られ、認知症の初期段階であるMCIと診断しました。

検査の結果をもとに糖質制限の指導を行い、ビタミンB群、ビタミンD、オメガ3脂肪酸、フェルラ酸などをサプリメントで摂っていただき、認知トレーニングも実施してもらったところ、約3か月で認知機能検査のスコアが平均かそれ以上に回復されました。

当院で実施している物忘れ・認知症予防プログラムを受け、認知機能の改善が見られた方は、やはり「なんとしても治そう」という意欲が残っている方です。そのような方は、積極的に食事の改善やサプリメントの摂取にも取り組んでいただいています。

第3章

脳を理解し攻略するために

この章では脳について具体的なイメージを持ってもらうために、ブレインフィットネスを理解するうえで必要な脳科学の知識について説明します。

脳に関して正しい知識を得ることができれば、ブレインフィットネスの各項目が、なぜ効果があるのかを理解することができます。また、脳の性質を知れば、感情や無意識の行動をコントロールしやすくなり、脳の持つ可能性をさらに引き出すことができます。脳に興味を持ち、効果を実感しながら続けていくことで、ブレインフィットネスを継続することができます。

この章では脳の基本的な構造や、脳の不思議な性質やそのメカニズムについて、わかりやすく解説していきます。

▼脳とは何か——進化の過程から考える

私たちの頭の部分にある「脳」は、まだその働きの全容が解明されていない複雑な「臓器」です。脳は私たちの思考をつかさどり、目や耳や鼻や皮膚が受け取った刺激に対して適切な行動を起こしたり、呼吸や心臓の鼓動など生命の維持に欠かせない体内の働きをコントロールしたりしています。

脳の働きについて理解するためには、いきなり人間の脳について勉強するよりも、進化の過程を眺めて、どのように脳が発達してきたのかを考えるとイメージがつかみやすくなります。

ずっと時代をさかのぼって、この世に生物が生まれたばかりの40億年前の地球を見てみましょう。このとき、海には細胞ひとつだけで構成された生物の祖先が誕生していました。光合成によって自分でエネルギーを作り出すことができるようになった植物の祖先が繁栄し、酸素が増えると今度はその酸素を利用してエネルギーを作り出す動物の祖先が繁栄しました。海が窮屈になると、植物の祖先は陸上に上がり豊富な太陽光を浴びてさらに繁栄し、進化しました。昆虫や軟体動物の祖先である無脊椎動物が現れ、それからしばらくして私たちの祖先、脊椎動物が現れました。

植物も動物も、単細胞生物から複数の機能を持つ細胞で構成された多細胞生物に進化してきたわけですが、生き残るための戦略が違います。植物は自分で栄養を作り出し、動物は外から栄養を取り込むという違いです。

動物の取った戦略は、外部の環境に応じて臨機応変に対応する体を必要としました。何らかの方法で餌を見つけ、それに近づき、捕まえて、自分の中に取り込むという一連の動きが必要になったのです。

もしあなたがプログラマーで、餌を自分で見つけて捕食するロボットを作れと言われたら、まずは何から始めるでしょうか。餌を見つけるために、外部の環境をモニタリングするセンサーが必要です。モニタリングの方法としては、視覚でもいいですし、触覚でもいいですし、嗅覚を使ってもいいでしょう。

次に、見つけたものが自分の食物になるのかどうかを判断する機能が必要です。最初から3センチくらいの丸いものというように、餌となる条件を絞れるのなら、あらかじめプログラムしておいてもいいかもしれません。とりあえず口の中に入れてから、味覚で判別するという戦略を取ってもよいでしょう。

さらに、餌を得るためには、目標に近づいて捕らえないといけません。この動きはかなり複雑です。餌の位置を把握し、足を動かし、その場所へ正確に移動させなければなりません。もし、餌が動いたり逃げたりする場合は、相手の動きを予測するプログラムも必要になります。

このように、動物は、栄養を外から取り込むという選択をしたばかりに、様々な機能を実装し、発展させる必要が生じてしまいました。そこで、そのような制御機能を担うために生まれたのが、情報伝達専用の「神経細胞」です。

ほとんどの細胞は丸い形をしていますが、神経細胞は丸い形の「細胞体」に加えて、細胞体から長く伸びる手足「神経線維」を持っています。この長い手足をあちこちに伸ばして情報を受け取ったり、渡したりしています。一方、細胞体は、ひとところに集まって連絡を取り合います。そうすることで、バラバラに情報処理するのではなく、連携して働くことができ、体の動きを制御することができるのです。このような神経細胞のネットワークのことを「神経系」と呼びます。

神経系については後で説明しますが、この細胞体が集まった、いわば神経細胞の司令部が、だんだん複雑な構造になって「脳」に進化していくのです。

体長1ミリの線虫「C・エレガンス」には302個の神経細胞があることがわかっていますが、この神経細胞が頭部に多数集まって、原始的な脳を形成しています。このような少ない数の細胞でも、C・エレガンスは、好きな匂いなら近づき、嫌いな臭いなら遠ざかるような、外部の刺激に対応した行動を取ります。

このように単純に餌に近づき、危険から遠ざかるだけの動きしかできなかった動物が、動く餌を追いかけたり、捕食者から逃げたりするために、脳を進化させました。動くためには、手足や筋肉の制御だけでなく、呼吸や心拍数の調整も必要になります。

そして私たちの祖先は、二足歩行を始めたおかげで手が自由に使えるようになり、火の使用によって食物を消化しやすくなり、栄養を摂れるようになって脳が発達しました。集団で協力したり、抽象的な概念を考えてより良い暮らしを実現したりできるように、何十万年もかけて脳を複雑に進化させてきたのです。

私たちが農耕生活を始めてから、まだ1万年ほどしか経っていません。インターネットが登場してから約30年、スマートフォンが登場してからは十数年しか経っていません。脳がこのような試行錯誤を経て作られてきたということを想像すると、脳とうまく付き合っていくヒントが見えてくるでしょう。

▼脳と体は密接に関係しあっている
――中枢神経と末梢神経

人間の神経系は、脳、体の各所に張り巡らされている神経、背骨の中を走っている脊髄から成り立っています。

図2　中枢神経系と末梢神経系

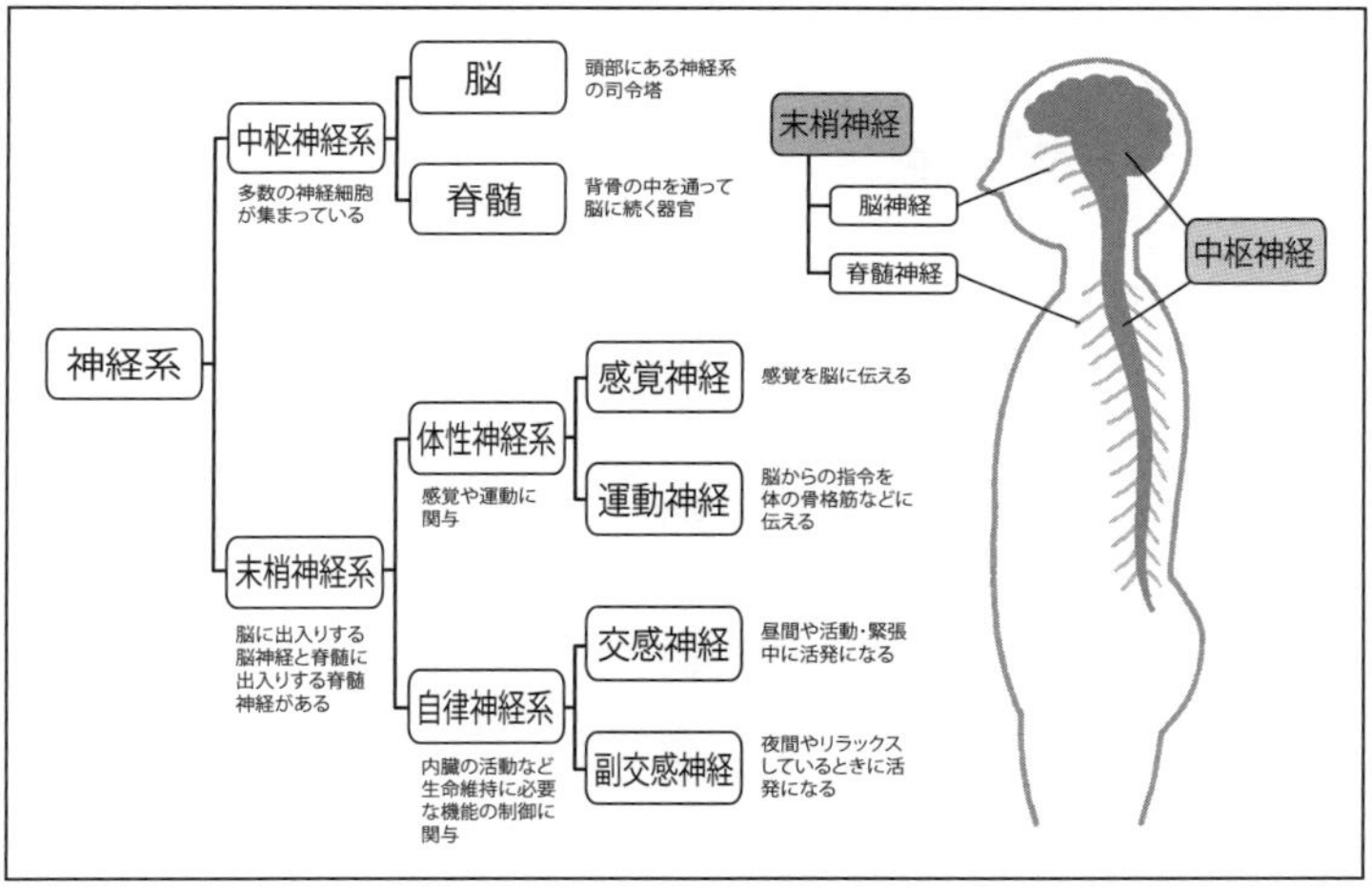

神経細胞の細胞体が集まって脳になったと書きましたが、脊髄にも細胞体が集まっており、感覚や運動における重要な司令部となっています。

脊髄と脳、この2つの器官を「中枢神経」と呼びます。中枢神経は、しっかりと骨に包まれています。脳は頭蓋骨に、脊髄は背骨に守られています。

そのほかの神経系は、この中枢神経から伸びた手足（＝神経線維）で構成されています。この脳と脊髄以外の神経系を「末梢神経」と呼びます。末梢神経は、外部の環境からの入力や、外部に働きかける出力を主に担っています。

末梢神経は、意識的に制御できるものと、制御できないものがあり、前者を「体性神経系」と呼び、後者を「自律神経系」と呼びます。ブレインフィットネスを行うためには、自律神経の働きを知っておくことが重要です。自律神経系には、緊張や興奮状態のときに働く「交感神経」と、安静時に働く「副交感神経」がありますが、睡眠不足やストレスが続くと、脳が疲労し、自律神経の働きに悪影響を及ぼすからです。自律神経の働きが乱れると、心身の調子を崩す原因となり、倦怠感や食欲の増加・食欲不振が現れ、イライラしたり寝つきが悪くなったり、情緒不安定になったりすることがあります。自律神経は、内臓をはじめとする全身の様々な働きを制御しているため、様々な場所や機能に不調が現れるのです。

▼進化にともなって高度な機能が増築された脳

神経細胞の集まりからだんだん複雑に進化してきた人間の脳は、より高度な脳が上に覆いかぶさるように増築しながら発達してきました。

図3は、その発達の様子を簡単な模式図にしたものです。

図3　脳の構造の模式図

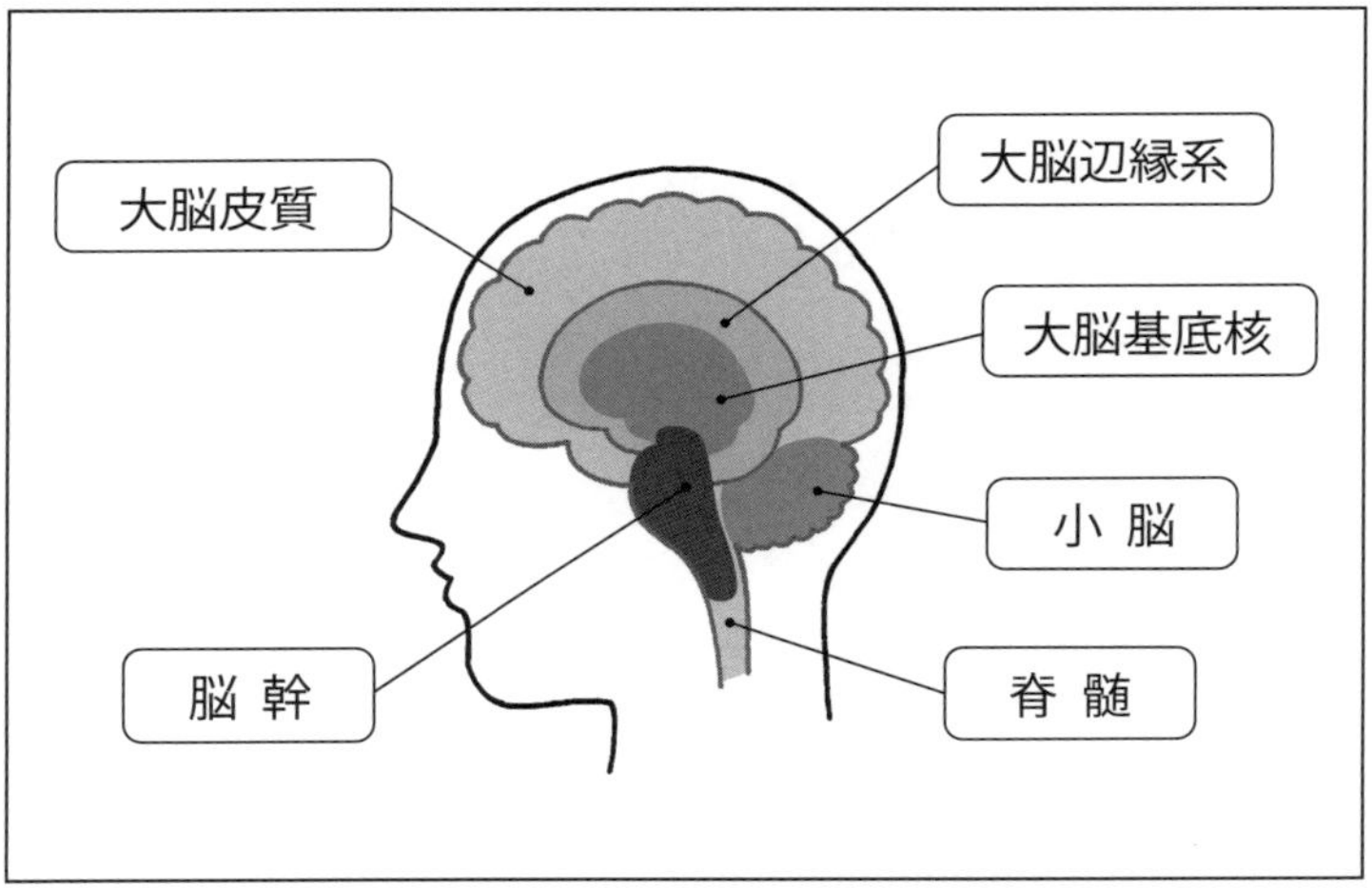

最も中心にある「脳幹」と「大脳基底核」は原始的な脳で、魚類、両生類、爬虫類では、脳幹が脳の大部分を占めています。

主に運動をつかさどる「小脳」は魚類や両生類などにも存在しますが、非常に小さく、鳥類や哺乳類になると大きくなります。

大脳基底核の外側にある「大脳辺縁系」は、感情や記憶に関する機能をつかさどっており、鳥類や哺乳類で特に発達してきた脳です。

最も外側にある「大脳皮質」は鳥類や哺乳類で発達していますが、特に人間では高度に発達し、人間らしさを担っている脳になります。

ビジネスパーソンに関係するのは、大脳皮質だけではありません。感情をつかさどる大脳辺縁系も脳の健康を考えるうえで大切になってきます。また、この大脳辺縁系には、「海馬」という記憶の形成をつかさどる大事な部位があります。

脳幹・脊髄系もストレスケアや睡眠を考えるうえで重要になってきます。脳幹は自律神経や、睡眠のリズムを調整しているからです。

また、脳幹にある「視床下部」という部位は血中に放出されるホルモンを調整する役割を担っています。

まとめると次のようになります。

▼脳幹・脊髄系……生命維持のために必要最低限の働きを担っている部位。熱いものに触れたら無意識に手を引っ込める脊髄反射や、自律神経や内分泌の調整、意識を支える働きをしている。ホルモンを調整する「視床下部」がここに含まれる。

▼小脳……運動に大きく関わっている部位。

▼大脳基底核……運動調節、認知機能、感情、動機づけや学習など様々な機能をつか

さどっている。神経伝達物質「ドーパミン」によって作動する神経が多数集まっている。

▼大脳辺縁系……本能と情動を担う部位。恐怖や快の感情を引き起こす「扁桃体」や、新たに何かを記憶するときに働く「海馬」がここに含まれる。

▼大脳皮質……人間らしさをつかさどっている部位。外部環境に合わせた適応や、思考や未来の計画を立てるなどの創造行為を担っている。

▼大脳皮質の部位による役割の違い

大脳皮質は機能ごとに分業体制をとっています（図4）。大脳皮質は左右に分かれていますが、それがさらに脳溝と呼ばれる浅い溝で4つの脳葉に分けられています。それぞれ働きが違います。

特に、ビジネスパーソンにとって重要になってくるのは、脳の前半分を占める前頭葉の最も前方にある「前頭連合野」です。前頭連合野は、思考、学習、意欲、情緒、計画性などの機能をつかさどり、「前頭前野」とも呼ばれています。ここは脳の最高

図4　大脳皮質の役割分担

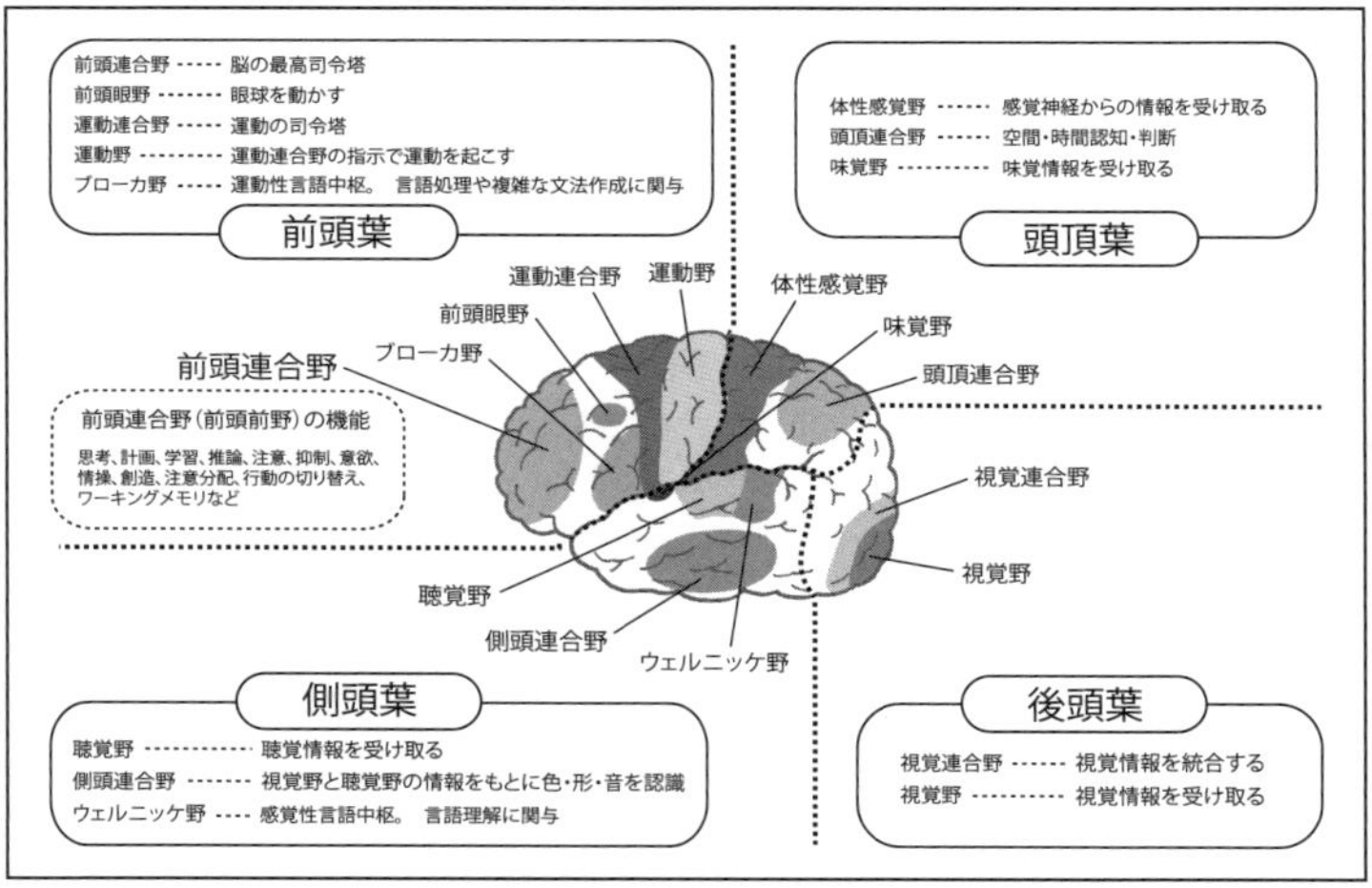

中枢と言える部位で、思考、創造性、ワーキングメモリ、反応抑制、行動の切り替え、プランニング、推論、高次な情動・動機づけ、意思決定などの複雑な機能を担っています。

このように脳の部位によって機能がある程度分かれていますが、ひとつの作業に対して1か所しか働かないというわけではなく、複数の部位が連携して働きます。

脳の活動を調べるｆＭＲＩや、体内の特定の分子の分布や動きを見ることができる陽電子放出断層撮影法（ＰＥＴ）装置を用いると、行っている課題によって、脳の活動部位が変わることがわかります。

▼シナプス可塑性
——脳は常に変化し痕跡を残し続けている

私たちは新しい出来事を記憶することができます。また、ひとつのことを何度も反復して行ったりすれば、だんだんうまくできるようになっていきます。このようなことが起こるのは、脳に「可塑性」があるからです。

可塑性という言葉は、普段はあまり使わない言葉でしょう。辞書には「固体に外力を加えて変形させ、力を取り去っても元に戻らない性質」と説明されています。粘土を指で押したら指の跡が残るという様子をイメージしてください。このとき、粘土には可塑性があるといいます。

脳には可塑性があります。これは、脳を指で押したら粘土のようにへこんで跡がつくという意味ではありません。

脳の可塑性は、もう少しミクロなレベルで起こっています。神経細胞が情報を伝達する方法には、大きく分けて2種類あります。細胞の中を伝わっていくときは主にイオンの流入を利用した電気的な伝達方法を用い、細胞同士の情報交換ではメッセージを伝える物質を投げて渡す化学的な伝達方法を用います。後者の伝達で使われるメッセージ物質を「神経伝達物質」と呼びます。神経細胞は図5のように、複数の突起が伸びた形をしていますが、可塑性は出力のために伸ばした「軸索」と、ほかの神経細胞の「樹状突起」が接近した僅かな隙間（これを「シナプス」と呼びます）で起こっています。

シナプスの情報伝達は、使用状況に応じて伝達効率が変わっていきます。よく使うシナプスは、受け取り部位の面積が大きくなったり情報を受け取る「受容体」が増えたりなどして、より大量に迅速に伝達できるようになるのです。このようにシナプスが変化してそのままの状態を一定期間保っていることで記憶が成立すると考えられています。これを、シナプスレベルでの可塑性という意味で「シナプス可塑性」と呼びます。

神経細胞の情報伝達経路にこのような隙間が空いているおかげで、私たちは数秒間で新しいことを記憶し、環境に応じて判断し行動を素早く変化させることができます。もし、神経が、血管のように長い1本の管でつながっていたとしたら、臨機応変

図5　神経細胞による情報伝達の模式図

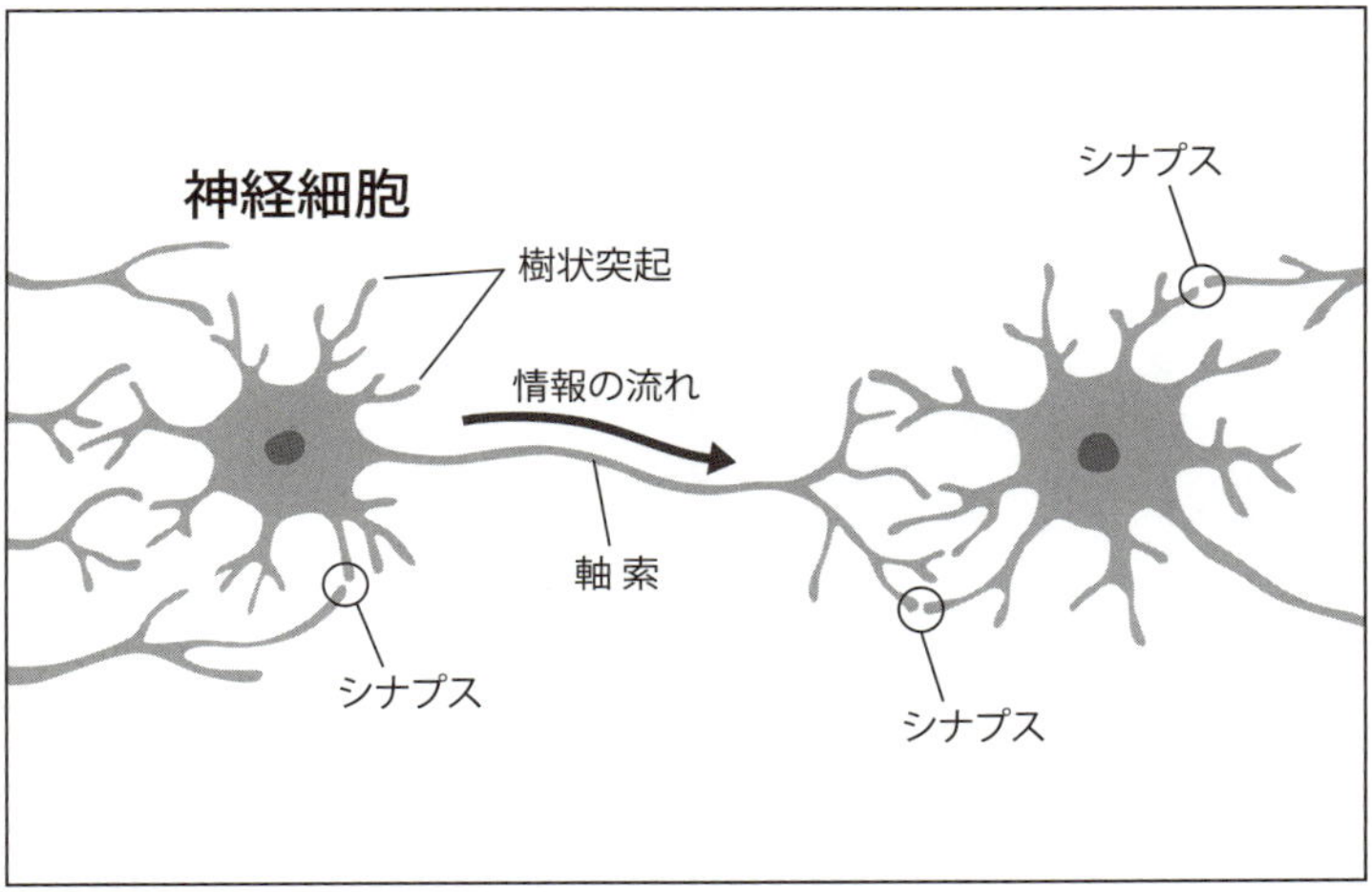

に伝達効率を変えることができません。脳は、外部の状況に対応して変化し続ける柔軟な臓器なのです。

▼神経伝達物質が衝動や感情をつかさどる

この章で覚えてほしいことはほかにもあります。それは、私たちの衝動や感情や意思などを神経伝達物質がコントロールするメカニズムです。

私たちが「感情」と呼んでいる感覚は、実は、この神経伝達物質や、神経伝達物質とは少し違う方法で体内の情報を伝える「ホルモン」によって作られています。感情というのは、喜怒哀楽で人生をいろどるためにあるわけではなく、脳が進化の過程で、複雑な状況判断に対応し、生き残るために生み出した機能なのです。

たとえば、以前、捕食者に出会って命からがら逃げ出した沼があったとして、そこに近づくとまた危険な目にあうかもしれないという状況では、脳は恐怖や不安を感じさせる神経伝達物質「ノルアドレナリン」を放出し、近づきたくない気分にさせて、危険を回避させようとします。また、子孫を残すためにパートナーを見つけたときは、衝動や欲望を感じさせる「ドーパミン」が放出され、少々の危険があっても、何が何でも手に入れたいという気分にさせて行動を起こさせます。

人間以外の動物はこの脳から発せられる感情や本能に従って行動しますが、「大脳新皮質」という理性をつかさどる脳を発達させた人間は、理性で感情を抑え込むことができます。しかし、本来感情は、脳が本体を生存させるために必死で発しているシグナルです。それを無理矢理抑えつけていれば、脳はへとへとに疲労してしまいます。

日本人は感情を表に出さずに自分一人で処理することを美徳としますが、感情を抑えつけるということは、脳が生体を守るために発している信号を無視しているわけで、ストレスにつながる行為であることがおわかりいただけると思います。

本書では、神経伝達物質の調整に関わるエビデンスも多数集めました。食事や運動など、後の章で神経伝達物質の話が出てきたときは、この章で説明した内容を思い出してみてください。

▼脳も臓器のひとつにすぎない

脳には可塑性があるということに加えて、もうひとつ覚えておいてほしいことがあります。それは、脳も臓器のひとつにすぎないということです。

神経細胞も、体のほかの場所にある細胞と同じように、血液から供給される酸素や栄養素をあてにして働いています。つまり、血管や血流に不調が生じると脳の細胞はダメージを受け、脳の一部の機能が低下したり失われたりしてしまいます。つまり、脳の健康を維持するためには、血管や心臓の健康も守る必要があるのです。

脳を特別な存在ではなく、ひとつの臓器であるととらえると、脳をケアするための方法が見えてきます。脂肪のつきすぎたお腹をつまんで、明日から走らなきゃと決心したり、しくしくと痛む胃をさすりながら今日は消化のいいものを食べようと考えたりするように、頭がぼうっとしてモヤがかかったようなときは、今夜は脳を休ませるために早く寝ようと考えてほしいのです。

ここまで読んで、今すぐ脳を鍛えたいと張り切っているみなさんに、しつこいと思われることを承知で繰り返しますが、脳を鍛える前に、まずは脳の疲労を取ることが大切です。くたくたに疲れ切った脳に鞭打ってトレーニングをさせても、効果が出ないばかりか、ますます疲労が蓄積して、脳を悪い状態に導いてしまいます。焦らず、まずは脳を休めること。そうして吸収できる脳にしたうえで、トレーニングで鍛えていくことが大切なのです。

次の章からはいよいよ、ブレインフィットネスの7つのカテゴリーを具体的に見ていきます。

インタビュー

幸せが成功をもたらす

岩手医科大学薬学部神経科学講座教授
駒野宏人 先生

脳内の神経伝達物質やホルモンは私たちにどのような影響を与えているのでしょうか。

脳内で分泌される神経伝達物質やホルモンは、私たちの感情や行動に影響を与えます。いろいろあるのですが、ここでは、特に快・不快感情をもたらすものを取り上げたいと思います。快・不快感情は、行動の引き金となります。具体的には、快感情は、それをもたらす対象を求める接近行動を生みますし、不快感情は、その対象から避けようとする回避行動を生みます。

快をもたらす主なものとしては、セロトニン、ドーパミンという神経伝達物質（神経間で情報伝達を担う物質）、そしてオキシトシンというホルモンがあります。危険を回避できるとセロトニンが産生され安心・安全を感じます。一方、このセロトニンがうまく働かないといつも不安になりうつ病になったりします。逆に身に危険が迫り不快を感じたときには、ノルアドレナリンという神経伝達物質が出て、「逃げる」か「戦う」あるいは「固まる（避けられない敵に対して身を隠す意味でじっとする）」という反応を自動的に引き起こします。また、わくわくするような楽しい気持ちや意欲に関与するのは、ドーパミンで、これが産生されるとそれを引き起こす対象を求める接近行動を生みます。また、人とつながったときの安心感や愛情は、愛情ホルモンと呼ばれるオキシトシンによってもたらされます。これは、人を信頼すると脳内に放出され、私たちをとても心地よい気分にさせます。このホルモンは、セロトニンやドーパミンの産生も促し、安心や意欲も引き出しますし、自律神経を整える作用もあります。私たちは集団で協力しあうことでほかの動物と戦ったり、厳しい自然環境を乗り切ったりしてきました。集団行動をする方が生存に有利なのです。オキシトシンは、人とのつながりを担うホルモンと言われています。

このように、快・不快という感情は、進化の過程で、種の生存や繁殖に有利な行動を生み出すための手段として脳内に生まれたものだと考えられています。

不安が強い性格を変えることはできるのでしょうか。

お酒に強い弱いは遺伝子で決まっているのはご存じでしょうか？　これと同じように、性格も遺伝子で決まっている部分があります。たとえば、ドーパミン受容体の遺伝子がある型を持っていると新しいものを開拓するような新奇性が強い傾向が表れますが、アメリカ人は、その型を持っている人が多いのです。一方、日本人はリスクのある挑戦よりも安全を好む傾向にあります。その理由として、日本人は不安を感じやすいある型のセロトニントランスポーター遺伝子を持っている人の割合が多いからと考えられます。

しかし、性格は遺伝子だけで決まっているわけではないことも事実です。環境や育ちが大きく影響を与えます。環境要因が遺伝子のオン・オフに影響を与える仕組み、これはエピジェネティクスと呼ばれていますが、この仕組みを我々が持っていることが明らかとなっています。性格も環境や育ちによって変わるのです。最近、流行になってきている瞑想も、不安を感じる脳の扁桃体という部位の反応性を変えることや感情をコントロールする脳の前頭前野の厚みを増す効果が確かにあることが科学的に実証されてきています。

脳科学的にはどうしたら幸せになれるのでしょうか。

地位や名誉・お金などを得られれば幸せでしょうか？　必ずしもそうではない例がいっぱいあることは、みなさん感じていると思います。また、好きな人と結婚できたら一生幸せかといえば、それもわからないでしょう。幸せを感じるのは、快をつかさどるセロトニン（安心・安全）、ドーパミン（わくわく）、オキシトシン（つながり）が脳内でバランスよく出ているときです。これが幸せ感をもたらしていると思われます。よく言われているような社会的な成功は、競争してでも勝ち取れますが、この場合は右記の快感覚とは異なる場合があるでしょう。一方、ポジティブ心理学が明らかにしたこととして、ポジティブな感情は認知能力を高め視野を広くすることが明らかになっています。つまり、幸せを感じると能力が高まり、逆に社会的な成功をもたらすリソースを増やすことができるのです。つまり、成功したから幸せになるとは限らないのですが、幸せな人は成功するのです。幸せな人は、人脈も増えてネットワークができてきて、どんどんやりたい方向に進んでいけます。

幸せ感は脳が私たちを生存に有利な行動を促すための手段であるということを理解すると、それを逆に利用して、今・ここに幸せを感じ、そのようにふるまえば、自分の力をもっと引き出せるようになり、社会的にも成功していけるようになるでしょう。

第4章

運動

——有酸素運動や筋トレで脳が育つ土壌を作る

運動を行うと、記憶をつかさどる海馬の体積が大きくなり、認知機能も強化される――そう聞いても、みなさんはもしかしたら、あまり驚かないかもしれません。そういうこともありそうだと感じる人も多いでしょう。しかし、十数年前の科学者たちに聞かせたら、何を馬鹿なことを言っているんだと笑われたに違いありません。運動に関わる運動野や体に関係する脳の領域が変わるならまだしも、海馬が変わるなんて説明がつかないと言われたかもしれません。

大人の脳でも新たに神経細胞が生み出されていることがわかったのは、1998年のことでした。それまで、科学者たちは、大人になると神経細胞は新たに生み出されることも、再生することもなく、ただ減っていく一方だと考えていました。それが、海馬の歯状回という部位で、新しく神経細胞が生み出されていることが発見されたのです。これを「神経新生」と呼びます。

神経新生は、神経細胞は決して再生しないというこれまでの定説を覆す画期的な発見でした。それ以降、研究が進み、最近では、人間の行動や経験など様々な要因で、生涯を通じて新しく神経細胞が生み出されていることが明らかになってきました。また、この神経新生には、神経細胞の肥料とも言える脳由来神経栄養因子(BDNF)

が必要なこともわかってきました。さらに、多数の研究で、運動をすると脳内のBDNFが増加することもわかりました。

これらの発見をふまえると、運動で、海馬が変化する理由を理解することができます。運動するとBDNFが増加し、その結果、海馬の神経細胞が新たに生まれることで体積が大きくなるのです。

新たに生まれた神経細胞は、自分の役目を求めて成長していきます。このとき、新たに何かを覚えなくてはいけないような刺激が加われば、神経細胞は新たなネットワークを構築して、脳の一員として働くことができます。もし、何の役割も与えられなければ、ネットワークを形成できず、小さいままでいるか、そのまま死んでしまいます。

ブレインフィットネスは総合的に脳のケアを考えていくメソッドです。運動を行い、神経細胞が生み出されやすい環境を整え、さらに後の章で説明する知的刺激や社会交流などで認知機能を働かせる刺激を与えることで、神経細胞を育てることができます。加えて、運動は体全体を健康にします。体の健康と脳の健康は密接な関係があります。運動によって増えた血流は、脳の働きを助けます。また、運動で肥満が解消され、心臓や血管が丈夫になれば、第9章で説明する生活習慣病が脳に及ぼす恐ろしい影響を防ぐこともできます。

ストレスを解消するという観点からも、運動は重要な習慣です。第8章で説明しますが、ストレスにさらされている私たちの脳は「逃げ出せ、さもなければ戦え」という指令を体に出しています。それに逆らってじっと座り続けている日々は、脳の大きな負担になっています。体を動かすことは、ストレス解消になります。甘いものをドカ食いしたり、大量のお酒を飲んだりするなど、脳や体に悪いストレス解消法の代わりに運動を取り入れることができれば、あなたの脳はさらに健康になるでしょう。

ただし、第1章と第2章で説明したように、もしあなたの脳がくたくたに疲れているのだとしたら、休ませることが先決です。疲れ切った脳を鍛えようとしても効果は上がらないばかりか、ますます脳にダメージを与えてしまいます。第7章の睡眠と第8章のストレスケアを実践して脳をケアしながら、この章の内容に挑戦してみてください。

▼有酸素運動で記憶力が向上する

有酸素運動とは、呼吸をしながら行う長時間継続可能な軽度または中程度の負荷の運動のことです。息を止めて全力で50メートル走るような高負荷の運動ではなく、ジョギングやウォーキング、水泳、エアロバイクなど様々な種類の運動がありますが、このような有酸素運動が認知機能に良い影響を及ぼすことが、多くの研究によって示されています。

1966〜2009年に発表された18歳以上を対象として1か月超の有酸素運動の効果を調べた研究を分析したシステマティックレビューを紹介します。「システマティックレビュー」とは、調べたい項目を調査している複数の信頼できる論文を集め、科学的な手法に基づいて分析する研究方法です。条件が一致した29の研究から2049人のデータを分析した結果、1日20分以上の有酸素運動を週2〜5日、6週間以上行うことによって、注意力、処理速度、実行機能、記憶力の中程度の改善が見られたと報告しています。ワーキングメモリに対する影響は、はっきりとした結果は出ませんでした。さらに多くのサンプルやもっと長い期間で条件をそろえて研究をする必要があると研究者らは論文中で述べています。

また、米国ピッツバーグ大学の研究チームが、健康な55〜80歳の男女120人に、1日40分の有酸素運動を半年間行ってもらったところ、海馬の体積が2%増え、記憶力が向上したという研究結果を報告しています。2%という数値は少なく感じるかもしれませんが、老化にともなって海馬は毎年1〜2%縮小すると言われていることを考慮すると、老化の影響を相殺できることになります。有酸素運動の効果は絶大なものだと言えそうです。

さらに、健常者のみならず、アルツハイマー型認知症の初期においても、有酸素運動をしている人の方が、海馬の体積が大きいことが報告されています。また、有酸素運動の継続による海馬の体積の増加は、ＢＤＮＦの活性レベルとも関連があると述べられています。

すでに運動が習慣になっている人は、それが脳にどのような効果をもたらすのかが気になるかもしれません。大阪のボバース記念病院で行われた、ウォーキングと脳活動の関係を調べた研究を紹介します。

9人の健康な参加者（男性7人、女性2人、22～46歳）に、ランニングマシンの上で速さを変えて歩いてもらいました。

▼時速3キロ（普通に歩くスピード）
▼時速5キロ（早歩きのスピード）
▼時速9キロ（ジョギングのスピード）

そして、歩いているときに脳の血流がどのように変わるかを「機能的近赤外分光法」という技術を使って測定しました。

機能的近赤外分光法は、近赤外光を頭皮から大脳皮質に照射し、再び頭皮上に戻ってくる反射光を検出し、組織内の血液量変化を推定する方法です。この研究では、おでこにヘッドセットを装着してランニングマシンに乗ってもらい、運動中の脳の活動を観察したのです。

実験の結果わかったことは、時速3キロや5キロの場合は、運動をつかさどる脳の領域しか働いていませんでしたが、時速9キロだと前頭前野が活発に働いていたことでした。前頭前野は、ワーキングメモリをつかさどる領域です。

最近はスマートフォンのアプリやスマートウォッチなどで走るスピードを測定でき

ますが、ジョギングをしながら脳を鍛えたい人は、時速9キロ（1キロを6〜7分で走る速さ）を意識して走るとよいでしょう。

▼若いときの運動が中年期の脳パフォーマンスに影響する

米国ミネソタ大学の研究チームは、1985〜1986年に18〜30歳（平均25歳）であった2747人の健康な人々を対象に、ランニングマシン上を走る体力測定を行いました。その20年後、38〜50歳になった1957人が同じ体力測定を受けました。この体力測定では、ランニングマシンの速度を上げ傾斜を強めながら負荷を増し、参加者は継続できなくなるか、息切れするまで走り続けました。

研究開始時の体力測定では、参加者は平均で10分間走り続けることができましたが、20年後には、持続時間が平均2・9分減少しました。さらにその5年後（開始時から25年後）に認知機能検査を実施しました。

その結果、初期のランニングマシンによる体力測定において成績が良かった人ほど、25年後の認知機能検査の成績が良いことが明らかになりました。すなわち、若い頃の心肺機能と中年期の認知機能の間に関連があったのです。

さらに、20年経っても心肺機能があまり低下しなかった人は、大きく低下した人と比べて、実行機能テストの成績が良い傾向がありました。

研究チームは、この結果を2014年に論文として発表し、その論文の中で、43〜55歳における言語記憶や精神運動速度（視覚運動速度・持続注意力・ワーキングメモリなど）は、25年前の心肺機能と明確な関連性があると結論づけています。

30歳をすでに超えてしまった人にとっては、若いときにやっておけばよかったと後悔したくなる結果ですが、現在、中年期にいる人はどうすればよいのでしょうか。

翌年、同じ研究チームが、健康な中年（平均45・5歳）の男女565人について、心肺機能と、5年後の脳構造の関連性を調べました。その結果、やはり身体的な健康度を保っている人ほど、脳の劣化が少ないという結果が出たのです。

何歳からでも遅くはないのです。未来の脳のために、今すぐ運動を始めましょう。

▼筋トレも認知機能を改善する

認知機能を改善させると言われているのは、有酸素運動だけではありません。筋力トレーニングについても、様々な研究結果が報告されています。

カナダのブリティッシュコロンビア大学の研究チームは、２０１２年に軽度認知障害（ＭＣＩ）のある高齢女性（70〜80歳）78人を3つのグループに分け、次のようなトレーニングを週2回60分行ってもらいました。

▼筋トレグループ……ウエイトトレーニング
▼有酸素運動グループ……屋外でのウォーキング
▼ストレッチグループ……ストレッチやバランス感覚の訓練

6か月後、認知機能検査を行ったところ、筋トレを行ったグループの認知機能が改善されていました。筋トレグループではストレッチグループと比べて、「選択的注意力」の成績や「連想記憶」が改善していました。

選択的注意力とは、複数の情報があふれているときに、その中から必要な情報を選んで注意を向ける認知機能のことです。また、連想記憶は、ひとつの記憶から関連する記憶を連想して思い出す認知機能です。これらはアルツハイマー型認知症の初期段階に障害が見られると言われています。すなわち、筋トレはアルツハイマー型認知症の予防に効果がある可能性があります。

この研究では、有酸素運動グループでは、身体機能の改善は見られたものの、認知機能の改善は見られませんでした。この点に関して、研究者らは、有酸素運動自体の効果を否定するものではなく、屋外でのウォーキングでは認知機能を改善するのに十分な負荷ではなかった可能性があると述べています。

筋トレが認知機能を改善させるメカニズムとして、ひとつは血流の改善が挙げられますが、分子レベルで脳に影響を与える可能性も示されています。

運動をすると筋肉から「カテプシンB」という物質が分泌されることがわかっていますが、米国国立老化研究所の研究で、このカテプシンBが、海馬の神経新生を助けている可能性が示されています。

▼どのくらい運動すればよいのか
——運動強度を知ろう

運動が認知機能に与える影響を研究するうえで難しいのが、どのような運動をどのくらい行えば脳に最適な効果をもたらすことができるのかということが、まだわかっていない点です。有酸素運動の効果を調べた研究でも、運動の方法や期間によって結果にばらつきが出てしまいます。

また、同じ運動条件でも、個人の身体能力によって、体にかかる負担は変わってきます。鍛えている人は速いペースで走っても平気ですが、運動不足の人は早歩きするだけでも息が切れるかもしれません。まったく運動しないよりは、少しでも運動をした方が脳や体にとって良い効果を与えることは確実に言えますが、どのくらい運動すれば効果的なのかということを考えるときは、「運動強度」も考える必要があります。

運動強度とは、運動するときの負荷やきつさを表す指標で、一般的には、心拍数（1分間に心臓が拍動する回数）が普段と比べてどれだけ変化するかを運動強度の目安にします。心拍数は安静にしているときは少なく、激しく運動すれば多くなります。この変化は、運動強度に比例しているため、心拍数の変化を測れば、およその運動強度を知ることができるのです。

運動強度は次のような計算で求めることができます。

●運動強度＝（運動時の心拍数－安静時心拍数）÷（最大心拍数－安静時心拍数）×100

心拍数はスマートウォッチなどで測定できますが、そのような機械を持っていなくても、首や手首に指を当てて脈拍を数えることで簡単に測定できます。運動時の心拍数を測るときは、運動後10秒以内に測ることが望ましいです。

最大心拍数は最も激しく運動したときの心拍数ですが、値を正確に求めるには、体力の限界まで運動する必要があり、なかなか簡単には求められません。そのため、次のような公式を用います。

●最大心拍数＝208－0・7×年齢

これは、最大心拍数に関する研究論文を集め、約2万人のデータを用いたメタ解析で導き出された公式です。40歳の方なら、40×0・7＝28で、208から28を引いて、180が最大心拍数になります。この公式は、性別や日頃のトレーニングの有無には影響を受けず、運動習慣がある人も、ない人も、同様に用いることができると言われています。

運動強度のおおよその目安を次に示しておきますので参考にしてください。

●低強度の運動（心拍数が最大心拍数の40〜50％程度）

呼吸に変化が見られず、汗をかかない軽めの運動。

●中強度の運動（心拍数が最大心拍数の50〜70％程度）

少し激しいと感じる運動。息切れするほどではないが呼吸が速くなり、10分ほど続けていると軽く汗をかく。

●高強度の運動（心拍数が最大心拍数の70〜85％程度）

苦しいと感じる激しい運動。呼吸が荒くなり、2〜3分で汗をかき始める。

ウォーキングを行うときも運動強度が大切です。

2000年から始まった群馬県中之条町の65歳以上の全住民（約5000人）を対象とした長期研究では、ウォーキングと病気予防の関連性について、大規模な調査が行われています。

日常の運動頻度や時間、生活の自立度、食生活、睡眠時間などに関する膨大なアンケート調査を行い、このうち2000人に対して、血液検査や遺伝子解析を行いました。さらに、その中の500人には、携帯できる身体活動計を使って、1日24時間、365日の活動状況（歩数と早歩き時間）を計測してもらいました。

調査の結果、年間を通じて、その人にとって適度な運動が行われ、中強度の活動がしっかりとできていた人は、病気になりにくく、健康を維持できていることがわかりました。中強度の活動というのは早歩きをするくらいの活動です。

これまでも、ウォーキングが体や脳の健康に良いことは、国内外の様々な研究が示していますが、この研究で、単に歩くだけでは十分でないことがわかり、ウォーキングの質も重要であることが明らかになりました。

▼1日の歩数2000歩、中強度の活動時間0分……予防できる病気は「寝たきり」

▼1日の歩数5000歩、中強度の活動時間7・5分……予防できる病気は「要支援・要介護、認知症、心疾患、脳卒中」

▼1日の歩数が8000歩、中強度の活動時間20分……予防できる病気は「高血圧、糖尿病、脂質異常症、メタボ（75歳以上）」

このことから、健康な毎日を送るためには、1日平均8000歩以上歩き、さらにその人の体力に応じた中強度の活動（早歩きなど）が20分以上必要なことがわかります。もうひとつ重要なことは、1日の歩数が1万2000歩以上で、中強度の活動時間が40分以上の場合は、健康を害することもあると示されており、運動は少なくてもやりすぎても、体や脳に悪い影響を与える可能性があると言えます。

ブレインフィットネスでは生活習慣病予防も重視します。認知機能の低下と生活習慣病は密接な関連があるからです。詳しくは第9章で述べますが、脳もひとつの臓器であるということを考えると、すぐにおわかりいただけるかもしれません。

高血圧や脂質異常症や糖尿病などが発症しやすい生活を続けていて、血管の健康が損なわれていると、脳に十分な血液が行き渡りません。また、状態がひどくなると、認知症や、脳卒中の原因になり、取り返しのつかない症状に進む可能性が出てきます。

健康な脳を手に入れるためには、健康な体から。運動不足を自覚している人は、まずは1日8000歩と20分の早歩きから始めてみてください。

▼新たに習い事を始めるなら ダンスがおすすめ

2017年、米国コロラド州立大学の研究グループは、様々な活動が高齢者の脳に与える影響について調べ、結果を発表しました。

研究に参加したのは60~79歳の健康な174人です。参加者はランダムに4つのグループに分けられ、それぞれ異なるトレーニングを行いました。

- グループA……ウォーキング
- グループB……ダンス
- グループC……ウォーキングと栄養指導
- グループD……ストレッチ、筋トレなど

トレーニングはプロの指導のもとで1回に1時間程度、週に3回を半年にわたって続けてもらいました。トレーニング期間に入る前と期間終了後に、認知機能検査と

ＭＲＩを用いた脳の構造の観察を行い、比較しました。

その結果、どのグループも認知機能検査では差がありませんでしたが、脳の構造については、興味深い差が現れました。

ダンス以外の３つのグループでは、脳内の神経線維の広がりが減少して、老化の影響を食い止めることができませんでしたが、ダンスを行ったグループＢは逆に脳内の神経線維の広がりが増加していました。

なぜダンスが神経線維の広がりを増やすのか、そのメカニズムはわかっていませんが、ほかの運動との違いは、体を動かすだけでなく、脳の記憶や社会交流に関する部位も働かせる必要があることです。運動に神経細胞を生み出す効果があるのなら、ダンス特有のミッションが、生まれたての神経細胞がネットワークを構築するのを助けたと考えられます。

このような運動と知的刺激を一緒に行う「デュアルタスク」は有効に脳を鍛えるという研究報告が多数あり、私たちもこれを推奨しています。デュアルタスクについては、第５章で説明します。

▼運動で認知症を予防できるか

いつまでも健康でいるためには適度な運動を続けていくことが重要ですが、認知症も運動によって予防できる可能性が複数の研究で示されています。

マウスを使った動物実験では、認知症の原因と考えられているアミロイドβの蓄積が、運動によって減少することが報告されました。

高齢の女性を対象としたハーバード大学の研究では、週1・5時間歩いている人たちは、週40分以下の人たちよりも有意に認知機能が高いと報告しています。

また、日本では、九州大学の研究グループが、17年間にわたって運動と認知症の関係を調査しました。

研究に参加したのは福岡県の久山町に住む65歳以上の803人で、17年間に認知症を発症した人は291人、そのうち、アルツハイマー型認知症は165人、脳血管性認知症は93人、ほかの認知症は47人でした。

認知症の発症と運動との関係を分析した結果、週1回以上運動をする人たちは、運動をしない人たちに比べると、アルツハイマー型認知症の発症率が低いことが明らかになりました。しかし、脳血管性認知症やほかの認知症においては、運動による明らかな予防効果は認められませんでした。

米国で行われた1万9458人の健康な中年を対象にした長期調査（平均25年間）では、中年期に運動習慣があり、フィットネスレベルが高い人は、高齢期における認知症の発症リスクが下がるという結果が報告されています。

2017年にマレーシアの研究グループが発表した運動と認知症の関係についてのメタ解析では、11万7410人のデータから、運動は認知症や認知機能低下に対して保護効果があることが示されました。研究者らは、特にアルツハイマー型認知症の予防に効果的であると論文中で述べています。

このように様々な研究が、運動で認知症を予防できる可能性を示していますが、中には、身体活動を増やしても認知症発症リスクは変化しないという研究報告もあり、すべての研究が運動の効果を保証しているわけではありません。しかしながら、効果がないとされた研究も、運動量や調査期間を変えれば、別の結果が出る可能性があります。

運動には認知症の発症リスクに関わる心臓病や糖尿病などの予防効果があり、たとえ将来、直接的に認知症予防に効果がないという結論になったとしても、脳のために運動に取り組むメリットは大きいでしょう。

▼運動で脳はどう変わるのか――5つの良い変化

運動が直接的に脳に与える良い影響をまとめると、次のようになります。

▼脳血流が増加する

運動をすると、全身の血流が増加しますが、体だけでなく脳の血流も増加します。脳はほかの臓器よりもたくさんのエネルギーを消費しているため、血流が改善し、滞りなく栄養が運ばれるようになれば、パフォーマンスが上がることが期待できます。

▼神経伝達物質やホルモンが増加する

神経伝達物質やホルモンは体内で合成されますが、運動によって合成が促進されるという報告があります。

▼脳由来神経栄養因子（ＢＤＮＦ）が増加する

脳内で合成されるＢＤＮＦは、神経細胞の栄養になり、新たに細胞が生まれるときや、成長、維持、修復に使われます。分子レベルでは、神経細胞のつながりを高め、ドーパミンやセロトニンなどの神経伝達物質の合成を促進します。また、記憶を形成するときにも必要です。ＢＤＮＦが増加すれば、意欲の向上、記憶の定着などの学習能力の向上、仕事効率の向上や、情動のバランスを整える作用が期待できます。

▼海馬の体積が増加し記憶力の維持・向上が期待できる

運動は海馬における神経新生を助けます。その結果、記憶力をつかさどる海馬の体積が増加し、海馬の機能も向上すると考えられます。

▼前頭前野の機能維持や向上が期待できる

前頭前野は、同じ前頭葉にある「運動野」や「運動連合野」と近い場所にあるため、運動を行うことでこの2つの領域への血流量が増加し、そのことによって近くに存在している前頭前野が活動しやすくなると考えられます。前頭前野は脳の司令塔と言われ、ビジネス遂行に必要な様々な認知機能を担っています。

このような効果をもたらすには、何をすればよいでしょうか。代表的な運動をいくつか紹介します。

①下半身を中心とする筋トレ

血液を脳に無事に届けるためには、心臓が元気よく血液を送り出し、詰まりのない血管の中を血液がスムーズに運ばれる必要がありますが、運動不足の状態では、重力の影響に逆らえず血液が下半身へ滞留してしまいがちになります。そうなると、全身が血行不良になり、脳にも血液が十分に運ばれないため、脳のパフォーマンスは低下します。

下半身の筋肉は血液を押し戻すポンプとして働きます。特にふくらはぎは「第二の心臓」と呼ばれています。それは、ふくらはぎの筋肉が、血液を心臓まで送り届けるポンプの役割を果たしているからです。ふくらはぎの筋肉を動かす運動をすると、ポンプ機能が強化され、血液が心臓に戻りやすくなり、全身の血流も良くなります。かかとを上げ下げするカーフレイズがおすすめです。

下半身の筋トレとしては主に太ももを鍛えるスクワットが代表的で欠かせません。

②有酸素運動で海馬の体積を増やす

有酸素運動とは、たとえば、ウォーキング、ジョギング、水泳、自転車、エアロバイク、エアロビクス、縄跳び、ヨガ、ピラティス、ラジオ体操などがありますが、ぜひ続けやすい運動を見つけて始めてみてください。

ただし、過度な運動は脳も体も疲労させますので、適切な量と負荷の運動を心がけましょう。

③1日8000歩のウォーキングと20分の中強度の負荷の活動（早歩きなど）をする

この章で紹介した中之条町の住民を対象とした研究から、このようなウォーキングをおすすめします。1日8000歩を目標にし、ただ歩くだけでなく、そのうちの20分は中強度の負荷の早歩きを心がけましょう。また、歩数やスピードだけでなく、歩幅を意識することも大切です。大きな歩幅で歩くことで、脚の筋肉を使い、筋力も同時に鍛えることができます。

スポーツジムに通ったり、ジョギングを行ったりする時間が取れない場合は、歩くことから始めてみましょう。ぜひ、脳のために、毎日の生活の中に運動を取り入れてみてください。

インタビュー

「自己3層モデル」で自分を正しく認知する

東北大学加齢医学研究所教授
杉浦元亮　先生

脳のイメージング研究の分野では、現在どのようなことが行われていますか？

いろいろな分野の研究者が参入してきて、多様な研究が行われていま す。脳の健康につなげていくような研究もありますし、病気を解明するような研究も進んでいます。脳の活動から、人間の行動を予測しようという研究も行われています。

先生の研究テーマは何ですか？

主要なテーマのひとつとして「自己認知」があります。自分のことを「これは自分だ」とどうやって認知するか、すなわち、人が自己を認知しているときに脳のどこが活動するかということを脳イメージングで調べています。

自己認知には大きく分けて3つの領域が働いているのではないかと考えています。1つは、体の感覚を受けて活動する領域です。自分のことを認知するとき、自分の体をコントロールするときに使う脳の部位が活性化されます。自分というのは第一に体であるということです。2つ目は、人に見られているときに働く部位が活動します。人に見られているときの脳活動は、人が何を考えているのか推測しているときの脳活動と大体同じなんですが、自分のことを認知するとき、人からどう見られているかと考えるということを意味しているのかもしれません。3つ目は、価値判断を行う脳の領域です。自分というものが社会の中でどのような価値を持つか、自分で自分の価値を判断するのです。具体的に言えば、こういう場面では自分は活躍できるとか、これはほかの人の方が得意だろうからやめとこうとか、そういう判断です。

このような3つの領域がそれぞれとらえている自己を、脳イメージングの結果に基づいて3つの層に切り分けて理解する「自己3層モデル」を私は提案しています。

第1層：身体的自己（自己は自分の体の存在で決まる）
第2層：対人関係的自己（自己は他人からどう見られているかで決まる）
第3層：社会評価的自己（自己は社会の中でどのような価値があるかで決まる）

私は人にどうしてもやってほしい依頼をするときは、この自己3層モデルに基づいて3つの方向から攻めるんです。「これをやると楽しいですよ。やってくれると僕はとても嬉しいです。これをやることは社会にとって価値があることですよ」と。

第2層ばかりが気になって対人関係で疲れているという方も多いように感じます。

そうですね。第2層が肥大化しすぎると、自分の体を感じる第1層や、自分自身で価値判断をする第3層が置き去りにされてしまいます。特に第1層の体を意識することが少なくなってきたと思います。

2011年の東日本大震災のとき、私がいたところは海の方ではなかったので津波の被害はありませんでしたが、数日間電気が止まってしまったため、食べ物がないか歩いて探したり、火をおこすために薪になる木を探したりしました。そのときに、いつもとまったく違う身体感覚を抱いたんです。手の先まで緊張しているというか、体を生々しく感じるというか。不安を覚えることもなく、体も精神も張りつめて、今するべきことだけに集中する研ぎ澄まされた感覚が現れたのです。

人類の歴史を考えると、私たちの祖先はまさにこのような明日死ぬかもしれないという状況の中でずっと生き抜いてきたわけで、脳もその状態に適応して進化してきたと考えられます。現代のようなスマートフォンの画面で完結してしまう世界や1日の半分を座って室内で過ごすような生活は、人にとって、むしろ特殊なケースです。

そういった意味では、第2層ばかりが気になってしまう人は、第1層や第3層の自己もしっかり構築していけば、脳がより健康な状態になるのではないかと考えています。

頭で考えるばかりではなく、運動も大事ということですね。

そうです。以前、研究に参加してくれた方の中に、50歳くらいからマラソンを始めて、現在70歳でもどんどん走っているという方がいました。どうしてそんなに続くのか聞いてみると、走るのは自分の体を喜ばせるためだと言われたんです。体も自己だということを意識すれば、運動ももっと楽しくなるかもしれません。

第5章

知的刺激

――知的な趣味や脳トレゲームで
脳の可能性が広がる

私たちの体は無数の細胞からできています。そして、その細胞の多くは一定の期間で古くなって死んでいき、新しく生まれた細胞と入れ替わります。しかし、脳の神経細胞は原則としてほかの体細胞のように入れ替わることはありません。神経細胞はひとつひとつが独自のネットワークを作ることで記憶を形成しているため、細胞が入れ替わってしまったら、せっかく作ったネットワークも消えてしまって、私たちは困ってしまうでしょう。

アルツハイマー型認知症は、神経細胞が死んで脳が萎縮してしまう病気です。認知力を担っている神経細胞の数が減っていくと、それにともない認知力が低下してしまいます。このような細胞の減少は、加齢によっても起こります。1998年に大人の脳においても、海馬の「歯状回」という場所で新しく神経細胞が生み出されていることが発見されるまでは、脳は加齢とともに衰えていく一方だと考えられていたのです。

現在は、脳は大人になっても鍛えることができるという研究結果が多数報告されています。脳のパフォーマンスを上げるアプローチとしては、次のようなことが考えられます。

①神経細胞が新しく生み出される現象である「神経新生」を促進させる

②ストレス、疲労、栄養不足により機能が落ちている脳をケアして元のパフォーマンスに戻す

③新しいネットワークを構築する

①は、運動によって行える可能性があることを第4章で説明しました。②については、第6～8章（食事、睡眠、ストレスケア）で説明します。この第5章では主に、③新しいネットワークを構築することが鍵になります。

知的刺激によって脳を鍛えるブレインフィットネスは、普段、刺激のない生活をしている人だけのものではありません。毎日、頭から湯気が出るくらい脳を使っている、知的刺激に満ちているはずのビジネスパーソンにも効果があります。というのも、どのような仕事も脳のすべての機能をまんべんなく使っているわけではないからです。普段使っていない脳の部位を使って刺激することで、ネットワークにあまり加わっていなかった補欠メンバーの神経細胞がレギュラーに昇格します。新たなネットワークが強化されると、脳のポテンシャルが向上するだけでなく、加齢によって一部の神経細胞が死んでしまっても、認知力が低下しにくくなるのです。

脳は鍛えられます。ただし、忘れてはいけない原則があります。それは、まずは脳

を休ませて吸収できる状態にしてから鍛えるということです。疲れた状態でトレーニングをしても、能力が向上するどころか、ますます脳に負担をかけ、パフォーマンスもさらに落ちてしまいます。まずは②に取り組み、健康な脳を取り戻すことが先決です。

▼認知力は貯蓄できる

老後に備えて貯蓄をしているという人は、認知力の貯蓄も始めてもよいかもしれません。

認知症の研究で有名なものに「ナン・スタディ（修道女に関する研究）」と呼ばれる研究があります。米国ミネソタ大学（当初はケンタッキー大学）の予防医学研究グループが、ノートルダム教育修道女会の協力を得て行った研究で、高齢の修道女約700人が協力した長期にわたる大規模研究です。

この研究では修道女会に入会後、同じ環境で生活をしながら、社会の人々のために奉仕をした約700人の修道女の健康状態や生活歴など様々なデータを分析して、どのような要因が認知症に関連しているかについて調べました。修道女たちは同じ環境で暮らしているのに、老い方が異なることに研究者らは着目し、何が健やかな老いをもたらすのかということを調べたのです。

修道女たちが若い頃に書き記した自叙伝について、内容や文法的な複雑さを米国の言語心理学者が分析した結果、豊富な語彙を使って複雑な文章を書いていた修道女は、年を取って脳内でアルツハイマー型認知症の病理変化が進行していても、認知機能は正常なまま寿命を迎えることができていたことがわかりました。つまり、教育の程度が高いほど、高齢になっても認知機能が保たれやすく、老化により脳が萎縮しても、死の直前まで良好な認知機能が保たれ、質の高い生活を送ることができる可能性が示されました。

また、ナン・スタディの協力者の中に101歳で亡くなったシスター・マリーという人がいました。この人は、亡くなる直前まで、修道院の毎日の日課をこなし、ほかの修道女とのコミュニケーションも問題なくとり、知能テストでも高得点を獲得し続けており、認知症の症状はまったく見られませんでした。

しかし、死後に行われた病理解剖で彼女の脳は何年も前から萎縮していたことが明らかになりました。さらに驚いたことに、脳組織にはアルツハイマー型認知症患者の脳に特徴的な「老人斑」や「神経原線維変化」が多数見つかりました。

研究者たちは、なぜ彼女の脳はアルツハイマー型認知症患者と同様に萎縮していたにもかかわらず、認知症の症状が現れなかったのかという点に疑問を持ちました。そして、彼女の生前の生活と関係があるのではないかと考えました。

一般的に、修道女たちは、祈りと奉仕活動を基本とした規則正しく慎ましやかな生活を送っていますが、シスター・マリーは中学卒業後に修道院に入り、勉学を修め、長い間教育機関で教鞭をとり、引退後も修道院内で知的活動に取り組んでいたようです。

このことから、たとえ脳の異変が生じても、規則正しく健全な生活を送り、知的活動を続けていれば、認知症の症状が現れず、生涯自立して高いＱＯＬ（Quality of Life：生活の質）を保つことができる可能性があることが明らかになりました。

これは従来の常識を覆す重大な発見でした。

このように、ある細胞が死んでしまっても別の細胞が代役を務められる状態にあることを「認知的予備力」と呼んでいます。これは、認知力の貯蓄と言えるでしょう。

中年期以降の認知機能の個人差は、この認知的予備力によって生じているのではないかと考えられています。刺激や環境によって脳のシナプスは増えたり減ったりします。この変化をシナプス可塑性と呼ぶことは第3章で説明しました。

過去の知識や経験と、新しく得た知識を照らし合わせて判断したり、組み合わせたりして何か創造するときなどは、脳が総合的に活動します。そうすると、活動に参加する神経細胞の数が増加します。また、記憶したり繰り返し学習をしたりすると、シナプス結合が強化されます。

活発に働いた神経細胞の数が多く、神経細胞間のネットワークが強固であればあるほど、認知的予備力は高くなると考えられます。認知的予備力が高い人は、老化や脳の病気などが原因で脳が損傷を受けたとしても、認知機能の衰えが現れにくいと考えられます。

▼知的なレジャー活動が認知症のリスクを減少させる

普段使っていない脳の部位を使うという意味では、仕事を少し離れてレジャー活動を思いっきり楽しむのも有効な方法です。

レジャー活動が認知機能の維持・向上に有効かどうかを調べた研究があります。ニューヨークのブロンクス地区に住む75〜85歳の認知症でない高齢者469人を対象に、5年間にわたって調査を行いました。

この研究では、認知活動を主体とした知的レジャー活動6つ、身体活動を主体とした身体的レジャー活動9つについて調べました。
▼知的レジャー活動……読書、ボードゲーム、楽器演奏、クロスワードパズル、書字、グループディスカッション
▼身体的レジャー活動……グループエクササイズへの参加、家事、ウォーキング、階段を上る、自転車を漕ぐ、水泳、チームゲーム、ベビーシッター、ダンス
調査期間中の5年間で124人が認知症を発症しましたが、読書、ボードゲーム、楽器演奏、ダンスを楽しんでいた人たちの認知症の発症リスクは、ほかの人たちより低いことがわかりました。また、知的レジャー活動のスコアは認知症リスクの低下と有意に関連していましたが、身体的レジャー活動のスコアは関連していませんでした。

身体的レジャー活動の中で、ダンスだけが認知機能低下の予防に効果的だったの

は、振り付けを記憶して音楽に合わせるダンスは、運動機能だけでなく認知機能も使うからかもしれません。

ニューヨークのマンハッタン地区で行われた研究でも、知的刺激の重要性が示されています。65歳以上の高齢者1772人のレジャー活動と認知機能との関係を、身体的、社会的、および知的なレジャー活動の3つに分類して違いを調べたところ、3つのレジャー活動すべてにおいて、認知機能の保持効果が見られましたが、中でも知的活動が認知症発症のリスクを最も下げる効果があると報告しています。

レジャー活動の中では知的レジャー活動が最も効果があることが示されましたが、レジャー活動を行うこと自体、運動の効果やストレス解消の効果があるため、脳の健康にはプラスになると考えられます。

中には、公園で散歩するだけで、ワーキングメモリが回復するという研究結果もあります。

2008年に発表された研究です。ミシガン大学の研究者らは、38人の成人の参加者にワーキングメモリなどの認知テストを行ってもらい、テスト後に2つのグループに分け、1時間散歩してもらいました。

1つのグループには公園を歩いてもらい、もう1つのグループには街中を歩いてもらいました。公園では木立の中を歩き、交通や人ごみは遮断されていました。

一方、街中の散歩では周囲にはビルが立ち並び、人ごみの中、渋滞した道を歩きました。

散歩から戻った両グループの参加者たちに、もう一度ワーキングメモリなどのテストを受けてもらいました。

その結果、街中を歩いた人のワーキングメモリのスコアの上昇は数%ほどであったのに対し、公園を歩いた人では約20%も上昇していました。

ちょっとした休み時間をとることができたときは、ビルの中でスマートフォンをいじるよりも、緑の中を散歩すると、その後の仕事の効率が上がりそうです。

▼加齢とともに衰える「流動性知能」も鍛えられる可能性がある

年の功という言葉がありますが、加齢によってすべての脳の力が衰えるわけではありません。過去の経験をベースとした専門的な知識や知恵、判断力などは中年期以降でも低下の割合がゆるやかで、年齢を重ねても比較的保持されることが知られています。このような知能を「結晶性知能」と呼びます。

結晶性知能は、60歳頃まで維持され、その後はゆるやかに低下することが知られています。長年にわたる趣味や料理の手順・方法なども結晶性知能に分類され、このような能力は認知症を発症しても比較的失われにくいことが知られています。

これは、1967年に心理学者キャッテルが提唱した概念です。

キャッテルは、人の知能を2つに分類しました。1つが今紹介した結晶性知能で、もう1つは「流動性知能」です。

流動性知能は、新しい場面や環境への適応に必要な能力で、処理速度、思考力、暗算力、推理・推論力、集中力、問題解決能力、視空間認知能力などが挙げられます。初めて経験するような場面で、情報を獲得し、それを処理・操作し、どのように対処したらよいかを考え、行動する能力です。個人差はありますが、一般的に、流動性知能は10代後半から30代でピークを迎え、加齢にともない低下していくと報告されています。

年を取ると考え方に柔軟性がなくなっていくのは、無意識の中で、流動性知能が衰えていることを自覚していて、新しい状況に飛び込みたくないからかもしれません。しかし、次々と変化していく時代の流れに対応してビジネスを行っていくためには、この流動性知能を保持し続けることが大切です。

これまでは流動性知能は、一定の年齢を超えたら伸ばすことができないと考えられていましたが、ワーキングメモリを鍛えることで流動性知能を向上させることができる可能性がいくつかの研究で示されています。

2008年に、スイスの研究者ヤーキとブッシュクールが、ワーキングメモリのトレーニングが流動性知能全般を向上させるかどうかに焦点を絞った実験を行いました。ここで用いたトレーニングはNバックと呼ばれる脳トレ課題です。

健康な成人（平均25・6歳）70人に参加してもらい、次のような2つのグループに分けました。

- 週末以外、毎日ワーキングメモリのトレーニングを行うグループ（Aグループ）
- トレーニングを行わないグループ（Bグループ）

そして、Aグループではトレーニングの成績の変化を調べました。両グループとも、実験の前と後には、一般的な流動性知能を測る検査を受けました。

この結果、ワーキングメモリのトレーニングをしたAグループは、トレーニングの成績が向上するだけでなく、流動性知能の成績も向上したことが証明されました。さらに、トレーニングの効果は、トレーニングの期間が長いほど大きいことも明らかになりました。

このとき、脳の中で何が起こっているのでしょうか。研究者らはさらに、その後の実験で、脳の細胞レベルの変化も調べました。13人の成人（20～28歳）に、ワーキングメモリを鍛える35分間のトレーニングを5週間行ってもらいました。そして、トレーニング前後で、ワーキングメモリの検査をし、PETで脳内のドーパミンを受け取る「ドーパミン受容体」の変化を調べました。

その結果、トレーニングによってワーキングメモリの成績が向上するだけでなく、脳内のドーパミン受容体の密度も変化していることがわかりました。

20代の若者を対象にした研究を2つ続けて紹介しましたが、第2章の「脳は何歳からでも鍛えることができる」では、60代でもトレーニングでワーキングメモリを鍛えると、前頭前野の認知機能が向上するという研究結果を紹介しています。

ただし、このような研究がある一方で、脳トレなどでワーキングメモリを鍛えることが流動性知能の向上につながるという結果には懐疑的な研究者も多く、トレーニング効果を否定する研究報告も多数あり、現在のところは、まだはっきりとした結論が出ていません。

▼脳トレゲームは有効か

２０１７年に、オーストラリアの研究者が、現在コンピュータ上で利用可能な脳トレーニングプログラムの有効性について、26の査読付き論文を分析した結果を発表しました。

その結果、次のゲームが脳の健康維持に有効性があることが示されました。エビデンスレベルが１のものは最も信頼できるという意味です。

レベル１　Posit Science（BrainHQ）,CogniFit
レベル２　Cogmed,Brain Age,MyBrainTrainer
レベル３　Dakim,Lumosity

レベル１の「BrainHQ」の中には、「Double Decision」というゲームが含まれていますが、そのゲームのもととなった「Speed Training」と呼ばれるトレーニングは、大規模かつ長期的な研究において、認知症の発症リスクを29%低下させる可能性が示されました。

2802人の健康な高齢者（開始時の平均年齢74歳）を4つのグループに分け、3つのグループにはそれぞれ、記憶、推論、処理速度（Speed Training）のトレーニングを受けてもらい、残り1つのグループは特にトレーニングをしませんでした。トレーニングは60〜75分のセッションを5〜6週間にわたって10回行ってもらい、セッションの80%を完了した参加者の中からランダムに選択して、追加のトレーニングを受けてもらいました。その後、10年間にわたって認知機能を定期的に調べました。

この研究結果から、「Speed Training」を行ったグループは、トレーニングをしていないグループよりも認知能力の低下リスクや認知症発症リスクが29%減少していることがわかりました。ほかの2つのトレーニングを行ったグループではこのような差は出ませんでした。

「BrainHQ」は、国内ではネスレ日本が提供しており、同じくレベル1の「CogniFit」は脳トレジム「ブレインフィットネス®」が会員向けトレーニングに導入しています。

レベル2に含まれている「Brain Age」は日本の任天堂が発売している「脳を鍛える大人のDSトレーニング」の海外バージョンです。

脳のトレーニングがワーキングメモリの向上や、認知症発症のリスク低減に有効であるというエビデンスは膨大にある一方で、効果がないとする報告もあります。世の中で「脳トレ」と呼ばれているものがすべて、どの年齢層の誰に対しても有効であるとは言えないのも事実です。また、同じ「脳トレ」でも、人によって得られる効果は異なります。実施する時間・頻度や期間、そして難易度にも依存します。このことを踏まえたうえで、自分に合ったトレーニングを見つけることが大切です。第2章の「脳は何歳からでも鍛えることができる」で紹介したように、難易度が低い、または高すぎるトレーニングを行うよりも、個人のレベルに合ったトレーニングを行う方が効果は大きくなります。

▼身体運動と組み合わせたデュアルタスクトレーニング

マルチタスクは脳に過剰な負担をかけるということを第1章で説明しましたが、マルチではなく、認知機能をトレーニングする脳トレと、単純な身体運動を組み合わせた「デュアルタスク」のトレーニングは、認知機能のトレーニング効果を向上させることが、多くの研究からわかっています。

カナダのウェスタンオンタリオ大学の研究グループが2016年に発表した研究を紹介します。44人の認知症でない高齢者（平均73・5歳）に参加してもらい、有酸素運動のみを行うグループと、有酸素運動に加えて難しい質問に答える認知機能トレーニングを組み合わせたデュアルタスクトレーニングを行うグループに分けて、26週間にわたってトレーニングを行ってもらいました。その後、認知機能を比較した結果、運動のみのグループに比べて、デュアルタスクトレーニングを行ったグループの方が認知機能の向上が見られたと報告しています。

同じ2016年に、ドイツのルプレヒト・カール大学ハイデルベルクの研究者らが、システマティックレビューで、デュアルタスクの効果を検討しました。

この研究では、週に1時間以上、4週間以上継続してデュアルタスクと認知機能の関係性を調べている20本の論文を分析しました。

分析の結果、運動単独や、認知的トレーニングを単体で行うよりも、組み合わせて行う方がより効果が高いことがわかりました。しかし、それらの効果はトレーニングされた認知機能に限定的であったようです。また、トレーニングの長さ、頻度、期間、強度、タスクの難易度などが結果に影響を及ぼしていることも考えられるため、さらなる研究が必要であるとも記されています。

日本では、国立長寿医療研究センターが中強度の運動と認知課題を同時に行う認知症予防トレーニング「コグニサイズ」を開発し、その普及を目指しています。たとえば、100から3を引く引き算をしながらウォーキングを行ったり、しりとりをしながら踏み台昇降を行ったりなど、様々なバリエーションがあります。

私たちは日常生活において、2つ、またはそれ以上のことを同時に行っています。たとえば、人と話をしながら歩く、同時に何品もの料理を作る、子供に気を配りながらスーパーで買い物をする、会議などでプレゼンの内容を聞き取りながらメモを取るなど、意識せずとも、いくつかのことを同時にこなしています。

しかし、このような「2つ以上のことを同時に行う能力」は加齢にともない衰えやすいことが知られています。実際、高齢になると、歩行中に話しかけられると、会話に集中するために足を止めてしまったり、歩行に集中すると、注意機能が働かなくなり転倒しやすくなったりするなど、同時に2つ以上のことを行う能力が低下します。

このような2つ以上のことを同時にこなす能力の低下は、高齢期になって突然生じるものではなく、加齢にともない徐々に進行します。このような機能を中・高年期になっても維持するために、デュアルタスクトレーニングに取り組んでみてはいかがでしょうか。

第6章

食事

——脳が冴える食事、脳が鈍る食事

この章ではブレインフィットネスとして取り組んでほしい食事を紹介します。まずは大前提として、健康的な食生活を行うことが最も大切です。脳の健康は、体の健康から作られるからです。いつも満腹になるまで食べてしまったり、大量のアルコールを飲んだり、栄養の偏った食事が続いたり、夜遅い時間に食べたりという生活をしていると、ブレインフィットネスの効果は表れにくくなるでしょう。まずは、一般的に言われている健康な食生活を取り戻すことが重要です。

食事が脳に及ぼす影響については、多くの研究が行われており、それだけで本が何冊も書けるほどですが、本書では特に重要なことだけを紹介していきます。

脳に良い食事について、本書では大きく分けて、次の6つのアプローチから考えています。

①糖質を摂りすぎない。また摂り方を工夫する

糖質というのは、米や小麦粉や砂糖などに多く含まれています。過剰な糖質摂取は「糖化」を招き、認知機能の低下や認知症発症のリスクを高めます。また、「血糖値」を急激に変化させるような摂り方は、血管にダメージを与え、脳のパフォー

マンスにも影響を及ぼします。

②活性酸素の悪影響を防ぐ食事を摂る

私たちの体の中で発生する活性酸素は細胞にダメージを与えます。活性酸素が発生することは避けられませんが、抗酸化作用を持つ食品や栄養素によって活性酸素のダメージを防ぐような食事を考えます。

③脳を作るための良質な材料を補給する食事を摂る

脳の主要な構成成分であるタンパク質と脂肪、そして、神経伝達物質やホルモンの材料となるアミノ酸、さらにそれらを合成するために必須な栄養素をしっかりと摂ることが、脳の機能を維持するためには大切です。

④脳の健康維持を助けるビタミンB群をしっかり摂る

ビタミンB群は、脳の健康や認知機能を正常に維持するために重要な栄養素です。ほかの栄養素の働きを助け、脳に必要な成分の吸収や働きを補助します。ビタミンB群が不足すると、脳や細胞の機能に障害が起きることが知られています。

⑤アルツハイマー型認知症や生活習慣病を予防するＭＩＮＤ食を取り入れる

後述するＭＩＮＤ食は、認知症や心疾患などを予防する食事です。生活習慣病と認知機能は密接な関係があります。生活習慣病になりやすい生活を送っていると、認知症のリスクが高まり、認知機能も低下します。MIND食は野菜中心で、高脂肪食品が少ない点は地中海食やDASH食と同様で、ビタミンB群が豊富に含まれる濃い緑色の葉物野菜や、抗酸化作用を持つベリー類など、脳の健康に良い食品が多く含まれています。

⑥1975年型日本食を取り入れる

⑤のMIND食は海外の研究結果から発案された健康食ですが、日本人が摂っている和食、それも1975年頃に食べられていた献立の特徴を取り入れた食事「1975年型日本食」が糖尿病、脂肪肝、認知症を予防するという研究があります。私たちになじみの深い和食を少し工夫して取り入れると、脳や体の健康維持に有効です。

健康を保つうえではバランスの良い食事をすることが大切だということは知っていても、なかなか実践できないという人は多いのではないでしょうか。その理由のひとつに、食事が日々の生活と密接に結びついていることがあります。家族と一緒に食べる人は、食事を変えるには家族の協力が必要ですし、付き合いで食事に行くときは自由にメニューを選べないことも多いでしょう。また、一人暮らしの人は、自炊をする時間がなく、夕食のメニューも偏ったものになりがちです。

しかし、そのような状況の中でも取り組めることはたくさんあります。そのために、まずは、食事と脳の関係をよく知ることが大切です。どのような食品が脳に良いのかだけではなく、脳に良い影響を及ぼすメカニズムを理解し、自分に必要な食品や食べ方を見つけてほしいのです。

たとえば、自分で食べるものを選ぶときは、脳に悪い食品を避け、脳に良い食品を選ぶとよいでしょう。脂っこい揚げ物中心の居酒屋ではなく、お刺身のおいしい和食の店を選ぶだけで、ブレインフィットネスの取り組みをひとつ行ったことになります。また、何を食べるかを自分で選択できないときは、食べ方を工夫することで、脳への悪影響を減らすことができます。血糖値を急上昇させないように、食物繊維の多い野菜から先に食べるだけで、食事のメニューを変えなくても脳に良い食事をしたことになります。さらに、正しい知識を身につけることで、知らず知らずのうちに行っていた脳に悪い食習慣をやめられるかもしれません。

1日の時間は限られていますが、だからこそ、食事の時間をブレインフィットネスの時間にして脳をケアしていければ、効率が良い時間の使い方ができます。少なくとも、脳のパフォーマンスを下げてあなたの仕事の足を引っ張るような食習慣を毎日続けるよりは、時間の有効活用ができるかもしれません。

▼糖質の摂りすぎが認知機能を低下させ、死亡リスクも高める

糖質とは、炭水化物から食物繊維を取り除いたもののことで、具体的な食品名でいうと、米や小麦粉で作られたパン、麺類、菓子、砂糖などに多く含まれます。糖質は、タンパク質、脂肪と並んで三大栄養素のひとつで、脳のエネルギーとして働く重要な栄養素です。

しかし、近年、この糖質の過剰な摂取が、肥満、高血圧、糖尿病などのリスクを高めるという研究結果も多数報告されています。さらに、糖質の摂りすぎは、認知機能に悪影響を及ぼし、認知症発症のリスクを高めることが明らかになってきました。

2012年に発表された米国メイヨークリニックの研究グループによる、1233

人の高齢者（70～89歳）を対象に行った研究では、普段の食事から摂取する炭水化物の割合が最も高いグループは、最も低いグループの約3・6倍もMCIや認知症の発症リスクが高いという結果が示されました。

さらに2017年に、医学界で権威ある雑誌『The Lancet』に「炭水化物の摂取量が多いほど死亡リスクが高まる」という研究結果が発表され話題を呼んでいます。

カナダ・マックマスター大学の研究グループが5つの大陸にわたる18か国で平均約7年間にわたって調査した「疫学前向きコホート研究」です。疫学というのは集団を対象に病気の原因などを確率や統計の手法を使って調べる学問ですが、その中でも前向きコホート研究というのは、立案・開始してから一定の期間調査し続ける研究です。

13万5335人（35～70歳）の解析の結果、炭水化物の摂取量が多いほど死亡リスクが上昇することが示されました。また、脂質の摂取量が多いほど死亡リスクが低下し、さらに、後述する「飽和脂肪酸」の摂取量が多いほど脳卒中のリスクが低下するとの結果が示されました。

調査対象となったのは欧米の先進国だけでなく、様々な経済発展状況の国々を幅広く網羅しており、対象人数が非常に多い点で、この結果は注目に値します。

また、本研究では、社会経済的状況（教育、家計所得、家計、国の収入レベル、農村部と都市部の細分）の違いを考慮に入れた解析をしていますが、低所得者層においては、どうしても動物食品が少なく、安価で糖質過剰な食生活に偏りがちであるため、完全には経済的な要因を排除できないことにこの研究の限界があると論文に記されています。

では、どのくらいの量が「摂りすぎ」になるのでしょうか。

日本の厚生労働省の「日本人の食事摂取基準（２０１５年版）」策定検討会報告書によると、基準となる1日の炭水化物の必要量は、総エネルギー摂取量の約50～65％とされています。しかし、メイヨークリニックの研究報告で炭水化物の摂取が最も多いとされた人たちの摂取基準は、総エネルギー摂取量の58％以上でした。つまり、毎日60％摂取している人は、厚生労働省の基準には合っていても、ＭＣＩや認知症の発症リスクが高い可能性があるのです。

この研究はアメリカ人を対象としており、単純な比較はできませんが、日本人を含む東アジア系民族は、健康な人でもインスリンの分泌能力が欧米人に比べ低いと言われていますので、さらに気をつける必要があるかもしれません。また戦後、日本の糖尿病患者は増え続けています。厚生労働省「平成26年（2014）患者調査の概況」によると、糖尿病の総患者数は316万6000人に達したと報告されています。このことからも、現代の日本人にはある程度糖質の摂取量をコントロールする必要がありそうです。

ただし、過度な制限は禁物です。

2013年に日本の国立国際医療研究センターの研究チームが、糖質制限食に関する海外の9本の医学論文を解析し、糖質制限食には長期的な効用は認められず、むしろ死亡リスクを上昇させる可能性があることを報告しました。

糖質制限ダイエットがブームになっていますが、現在のところ、糖質の過剰摂取だけでなく、過剰制限も体に悪影響を及ぼす可能性があると慎重に考えておいた方がよいかもしれません。必要なカロリーを炭水化物だけで摂るのではなく、この章で紹介する様々な脳に良い栄養を含む食品からも積極的に摂るようにしてみてください。

▼血糖値をゆるやかに上昇させればドカ食いループから抜け出せる

血糖値という言葉は、糖尿病予防や、ダイエットの話題などで耳にしたことがあると思います。血糖値は文字通り、血液中の糖の量です。

私たちが食事をすると、食べた食品は消化器を通るたびに小さく分解されて、最終的には細胞の栄養になる大きさにまで小さくなって利用されます。血液を流れるのは、その一番小さくなった「グルコース」という糖です。

パンやご飯やイモなどに多く含まれる「炭水化物」は、グルコースが多数結合してできた物質で、体内で分解され、最終的にグルコースとなって、血液中に放出され、細胞の栄養になります。これらの食品が甘くないのに「糖質」と呼ばれるのは、糖から作られた物質だからです。

炭水化物は砂糖よりも分解に時間がかかるので、血糖値をゆっくり上昇させます。しかし、その中でも不純物の少ない精白米や食パンなどの方が、玄米や精製されていない全粒粉のパンやパスタよりも、血糖値の上がるスピードが速くなります。また、炭水化物よりも先に食物繊維の多い食品を食べておくと、腸からの吸収が食物繊維に邪魔されて、血糖値の上昇もゆるやかになります。このように血糖値を上昇させるかどうかだけでなく、そのスピードについて説明しているのは、血糖値を急上昇させないことが脳を守ることにつながるからです。

脳は大量のエネルギーを必要とします。常に十分な糖の補給が必要なので、血液中の糖の量が少なくなると「早く何か食べて」と命令を出し、私たちを食の行動へ駆り立てます。その命令を無視すると、「低血糖」という状態になり、ひどい場合は意識レベルが低下し、昏睡状態になることもあります。

では、常に何かを食べて血液を糖で満たしておけばよいかといえば、そうではなくて、糖が血液中に過剰にあると、「活性酸素」が発生し、細胞や血管を傷つけてしまいます（活性酸素については後で詳しく説明します）。

また、一度に大量の糖を摂ると、過剰な糖が体内の組織と結合して「糖化」を引き起こします。糖化は生命にとって必要な現象ですが、過剰に糖化してしまったタンパク質や脂肪は、本来の働きができなくなってしまうことがあります。

血液中に糖が多くなると、血液の中で糖化が起こります。血液の中には、酸素を運ぶ赤血球がありますが、この赤血球に含まれるヘモグロビンが糖化してしまうと、全身に酸素を運ぶ役割を果たせなくなります。健康診断で「HbA1c」という項目を見たことがある人もいると思いますが、これは、赤血球中のヘモグロビンがどのくらいの割合で糖化しているかを示す検査値です。この値が基準値を超えると、糖尿病発症のリスクが高くなります。また、この状態が続くと、ヘモグロビンだけでなく体内のあらゆる部位にあるタンパク質の糖化が進み、タンパク質の糖化反応によって強い毒性を持つ老化物質である「終末糖化産物（Advanced Glycation End Products：AGEs）」が発生します。

　このことから血液中に糖をあふれさせないことが、健康や若さを維持するためには重要ですが、単に量だけでなく上昇のスピードも問題になります。これには、血中の糖の量を調節する「インスリン」の性質が関わってきます。

　膵臓から分泌されるインスリンは、臓器が細胞内に糖を取り込むために必要なホルモンで、細胞がエネルギーとして利用し、余った糖を貯蔵するために、必要不可欠な働きをしています。血糖値が上昇すると血中に分泌されて糖を細胞内に取り込みますが、必要以上の糖は脂肪に変えて貯蔵します。ただし、血糖値が下がった空腹時にいきなり糖質を大量に摂取して、血糖値を急上昇させてしまうと、インスリンが大量に分泌され、過剰に糖を処理し、今度は血糖値が低い状態になってしまいます。そうすると、糖が足りないことに危機感を覚えた脳は「早く何か食べて」と私たちに命令を出してしまいます。その命令に逆らうと、イライラ、眠気、倦怠感、吐き気、頭痛といった不快な症状を招き、脳のパフォーマンスが低下します。かといって、脳が生み出した衝動に従って甘いものやパンやラーメンなどをドカ食いすると、血糖値は急上昇し、インスリンが大量に分泌され、ふたたび血糖値が下がってしまいます。そうするとまた、イライラして、何かを食べたくなります。まるでコントのようです。これでは、脳は、本来の仕事に集中できるはずがありません。

また、インスリンは膵臓だけで作られ、中枢神経系には無関係だと考えられていましたが、1980年代の半ばに、脳の一部でもインスリンが作られ、インスリンを受け取る受容体も存在することが示されました。インスリンは、脳では海馬の歯状回で生まれた新しい細胞を成長させ、記憶力の向上を助けている可能性も示されています。記憶力の向上や維持のためにも、食事の栄養バランスや食べ方を工夫し、膵臓を健康な状態に保つことが重要です。

▼血糖値の急上昇を防ぐ、賢い食べ方

砂糖と炭水化物の例で示したように、血糖値を上昇させる速さは食品によって異なります。その速さを食品ごとに指標化したものが「GI値（グリセミック指数）」です。GI値が低い食品ほど血糖値はゆるやかに上昇します。逆に、GI値の高い食品は血糖値を急上昇させます。

血糖値は、一緒に摂る食品の組み合わせや、体質や食べる量などによっても大きく変化しますので、GI値は目安として考えてください。

血糖値を急上昇させると急降下するということを覚えていれば、脳が安心する安定した状況を作ってあげることができます。「甘いものが食べたい」「今すぐパンやラーメンやご飯を食べたい」と騒ぐ脳にのせられず、ゆるやかに血糖値を上げる低GI値の食品を摂取して脳をなだめることができるはずです。脳は存亡をかけて必死で命令を出していますので、それを無視し続けることは精神力を要します。しかし、ゆるやかに血糖値を上げれば、脳の要求はおさまり、インスリンがさっさと片付けてしまう

図6　主な食品のGI値

	低	中	高
米 パン 麺類など	玄米、全粒粉パン、全粒粉パスタ、春雨、オールブラン	お粥(精白米)、パスタ、そば、玄米フレーク	精白米、餅、食パン、ロールパン、フランスパン、うどん、ビーフン、コーンフレーク
野菜 いも類 豆類など	葉野菜(レタス、キャベツ、小松菜、ほうれん草など)、大根、トマト、きゅうり、ブロッコリー、ピーマン、キノコ類、海藻類(わかめ、もずく、ひじきなど)	さつまいも、グリンピース	じゃがいも、山芋、長芋、人参、かぼちゃ、とうもろこし
乳製品 果物・種実類 菓子など	牛乳、ヨーグルト、チーズ、りんご、キウイフルーツ、いちご、梨、みかん、アボカド、ブラックチョコレート、ナッツ類	パイナップル、バナナ、栗、レーズン、果物の缶詰、銀杏、プリン、ゼリー、アイスクリーム、シュークリーム	キャンディ、ドーナツ、ケーキ、クッキー、チョコレート、せんべい

こともないので、しばらく安定した気持ちでいられます。これを繰り返していけば、脳の欲求がなくなっていくので、ドカ食いをしたいという気持ちもなくなっていきます。

図6には出ていませんが、砂糖の入った飲み物は吸収されやすく、血糖値を急上昇させます。イライラ、眠気、倦怠感、吐き気、頭痛といった不快な症状に心当たりがある人は、甘い飲み物を摂りすぎていないかどうか、疑ってみてください。

血糖値は、何を食べるかだけでなく、どう食べるかによっても変わります。血糖値を急上昇させない食べ方は次の通りです。

■血糖値を急上昇させない食べ方
▼よく噛んでゆっくり食べる
▼食べる順番を工夫する。最初に食物繊維の多い野菜を摂り、次にタンパク質、それからご飯などの高GI値の炭水化物を摂る
▼高GI値食品と一緒に低GI値食品を摂る

▼活性酸素は、なぜ体や脳に悪いのか

ポリフェノールが体に良いというフレーズを聞いたことがある人も多いと思います。ポリフェノールは「抗酸化物質」で、体内の「活性酸素」を無害化する働きがあります。

活性酸素は、普通の酸素より反応性が高い酸素のことです。

すべての物質は「原子」が集まってできていますが、もっと細かく見ると、原子

は、「原子核」と「電子」から成り立っています。原子核の中にはプラスの電気を帯びた「陽子」があり、マイナスの電気を帯びた電子とバランスを取り合っています。陽子と電子の力が釣り合っていると、この原子は安定していますが、電子の数が多い場合は、中心にある陽子の力では電子を引き留めておくことができないので、ほかの原子が近くを通ったら、電子はそっちに飛んでいってくっついてしまいます。飛んでこられた方の原子はとんだ災難です。今まで安定していたのに、余計な電子がくっついたせいで、マイナスの電気に偏り、とたんに不安定になってしまうからです。

活性酸素というのは、普通の酸素よりも多く電子を持ってしまって、そのせいでほかの物質の秩序を乱すお騒がせ酸素です。血液中に発生すれば血管を傷つけます。脳で発生すると神経細胞を傷つけます。しかし、この、触れるものすべてを傷つける活性酸素も、電子を取り上げられると安定化し、大人しくなります。この電子を取り上げる作用のことを「抗酸化作用」と呼びます。

ストレスが多いと活性酸素が体内で発生しやすくなります。私たちの考えるブレインフィットネスでは、活性酸素から脳を守るために、抗酸化作用を持つ食品を摂ることを推奨しています。抗酸化作用を持つ食品は無数にありますが、その一部を次に示します。

■ポリフェノール系

▼アントシアニン……赤ワイン、ブルーベリー、ブドウ、なす、紫芋、赤しそ

▼カテキン……お茶、ワインの渋み成分、柿

▼ケルセチン……玉ねぎ、りんご、ブロッコリー、そば、柑橘類

▼フラボン類……パセリ、セロリ、ピーマン

▼イソフラボン……大豆

▼リグナン……ごま

▼セサミン……ごま

▼クロロゲン酸……コーヒー、ごぼう、じゃがいも

▼タンニン……赤ワイン、緑茶

▼ミリセチン……赤ワイン

▼ペダンクラギン……くるみ

▼テリマクランジン……くるみ

■カロテノイド
▼β―カロテン……人参、かぼちゃ、ほうれん草
▼α―カロテン……人参、かぼちゃ、とうもろこし
▼リコピン……トマト、赤ピーマン、スイカ、ピンクグレープフルーツ、柿
▼ルテイン……とうもろこし、ほうれん草、ケール、ゴールドキウイ
▼ゼアキサンチン……とうもろこし、ほうれん草
▼β―クリプトキサンチン……みかん、オレンジ
▼カプサンチン……赤ピーマン、唐辛子

■含硫化合物
▼アリルイソチオシアネート……わさび
▼（メチル）システインスルホキシド……にんにく、玉ねぎ
▼スルフォラファン……ブロッコリースプラウト、アルファルファ

このような栄養素は「ファイトケミカル」と呼ばれています。まるで元気よく励ましてくれているような名前ですが、「ファイト」は「phyto」と書き、ギリシア語で植

物という意味です。ケミカルは化学物質という意味なので、ファイトケミカルは、植物中に存在する天然の化学物質のことです。

このファイトケミカルは必須栄養素ではないので摂取しなくても欠乏症になることはありませんが、近年の多くの研究により、脳や体の健康維持・増進に有効であることが示され、注目されています。

ファイトケミカル以外では、ビタミンE、ビタミンC、ビタミンAも抗酸化作用を持つ重要な栄養素です。ビタミンAは、ビタミンEとビタミンCの働きを持続させる効果があり、ビタミンEには、ビタミンAの酸化を防ぐ効果があります。これらは三位一体となり抗酸化作用を高めてくれますので、一緒に摂取することで、抗酸化作用の効果が高まります。

■抗酸化作用を持つビタミン

▼ビタミンEを多く含む食材……アーモンド、ヘーゼルナッツ、落花生、アボカド、赤ピーマン、うなぎ、かぼちゃ、玄米、ひまわり油、モロヘイヤ、サケ、いくら、筋子など

▼ビタミンCを多く含む食材……アセロラ、いちご、キウイフルーツ、レモン、柿、グレープフルーツ、赤ピーマン、パセリ、菜の花、さつまいも、ブロッコリー、ゴーヤなど
▼ビタミンAを多く含む食材……うなぎ、鶏レバー、人参（特に皮つき）、モロヘイヤ、ほうれん草、小松菜など

▼ビタミンB群が脳の健康を守る

ビタミンB群には、B_1、B_2、B_6、B_{12}、ナイアシン、パントテン酸、葉酸、ビオチンなどが含まれます。これらはざっくりと説明すると、脳の健康や認知機能を正常に維持するために重要な栄養素で、脳や心臓の病気を防ぎ、認知機能の維持に重要な役割を果たしています。

ビタミンB群は動脈硬化を引き起こす原因物質のひとつであると考えられている「ホモシステイン」を、血液中から減らす役割を持っています。血液中のホモシステインが増加すると、脳の萎縮や認知症のリスク、脳や心臓の循環器疾患による死亡率

が高くなることが研究で示されています。また、加齢にともなって、血液中のホモシステインの濃度が上がることもわかっています。

イギリスのオックスフォード大学の研究チームは、ビタミンB群を摂取してホモシステインの濃度を調節することで、脳の萎縮を抑え、アルツハイマー型認知症の発症を遅らせることができる可能性があるという研究結果を報告しました。

70歳以上のMCIのある271人を2つのグループに分け、片方にはビタミンB群（葉酸：0・8mg、B_{12}：0・5mg、B_6：20mg）を摂取してもらい、もう1つのグループには、薬としての効果がない偽薬を摂取してもらいました。ただし、参加者は自分がどちらを飲んでいるのかはわかりません。

2年後、168人の脳をMRIで検査しました。MRIでは脳の形を見ることができます。アルツハイマー型認知症が進行していくと脳が萎縮することが知られていますが、ビタミンB群を摂取したグループは、偽薬を摂取したグループに比べ、脳の萎縮が大幅に抑えられていました。さらに、実験開始時にホモシステインの濃度が高かった参加者は、偽薬のグループと比較して、脳の萎縮は半分ほどに抑えられていました。

その後の研究で、ビタミンB群の摂取により、アルツハイマー型認知症で最も強い影響を受ける海馬を含む領域の萎縮を、7分の1に抑える効果があることがわかりました。さらに、ビタミンB群の有益な効果は、ホモシステインのレベルが高い人に限定的であることもわかりました。

これらの研究から、ビタミンB群の摂取は、認知機能の低下やアルツハイマー型認知症に関連する主要な脳部位の萎縮を遅らせると言えそうです。

ビタミンB群は次のような食品に多く含まれています。

▼ビタミンB_1を多く含む食品

玄米、豚肉、レバー、豆類など

▼ビタミンB_2を多く含む食品

レバー、うなぎ、卵、納豆、乳製品、葉野菜など

▼ビタミンB_6を多く含む食品

とうがらし、にんにく、レバー、マグロ、かつお、酒粕、落花生、ピスタチオなど

▼ビタミンB_{12}を多く含む食品
しじみ、アサリ、赤貝、ほっき貝、牡蠣《かき》、レバー、筋子、いくらなど
▼葉酸を多く含む食品
枝豆、アスパラガス、ケール、ブロッコリー、芽キャベツ、茎にんにく、そら豆、ほうれん草、春菊、とうもろこしなど

ビタミンB群は水に溶ける「水溶性ビタミン」で、体内に溜めておくことはできません。一度に大量に摂取しても余ったら排泄されてしまいます。また、熱や水に弱いため、料理をするときに栄養分が失われやすいことにも注意する必要があります。ビタミンB群はどれか1種類だけを摂るよりも、バランスよく摂取すると、それぞれの効果を補完し合って相乗効果を発揮します。

ビタミンB_1、B_2、B_6はアルコールを体内で分解する際にも消費されますので、お酒を飲んだときは意識して摂るようにしましょう。

図7　脂肪酸の種類

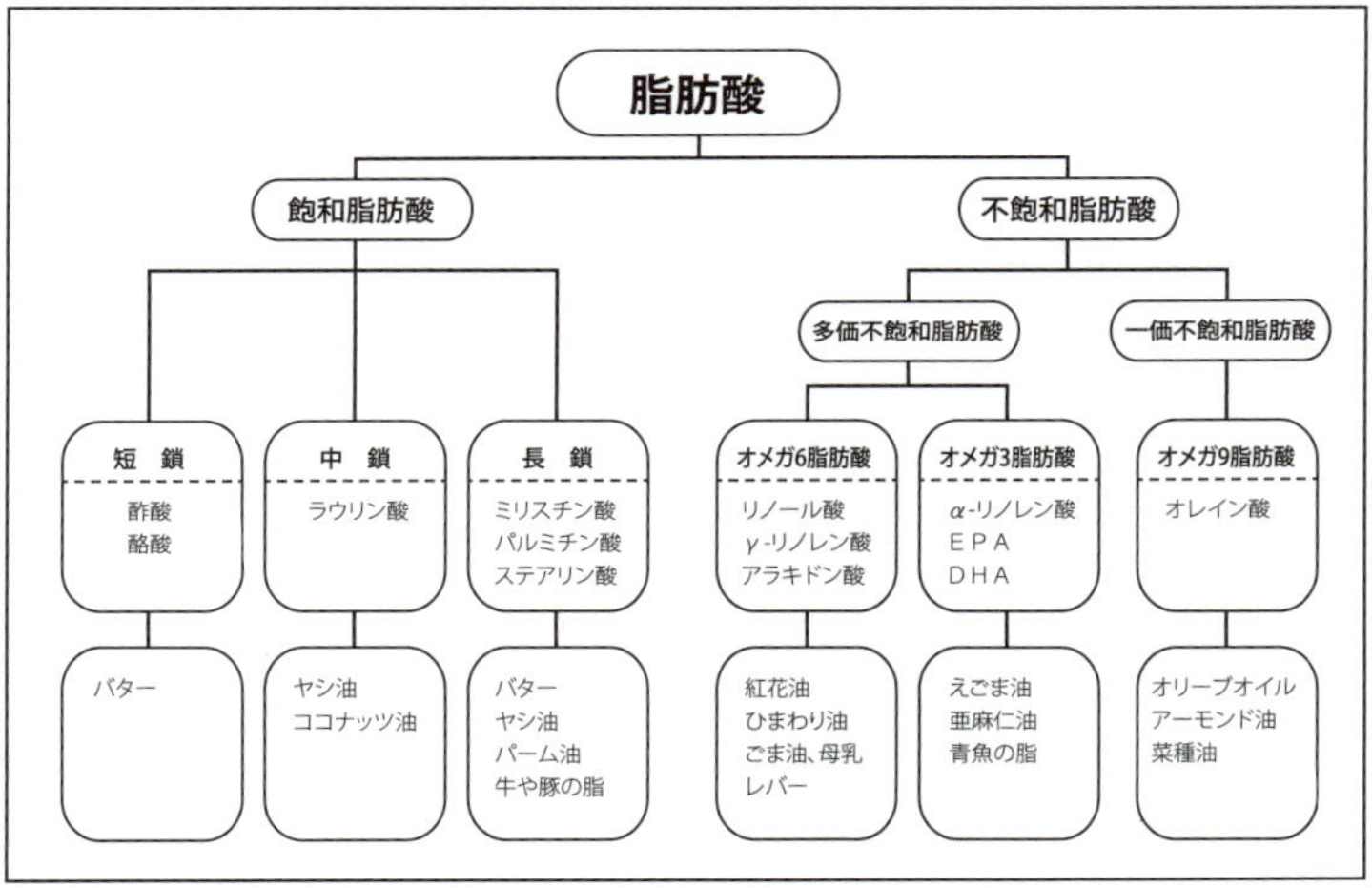

▼良質な脂肪が脳には必要である

人間の体の60~70%は水分だと言われていますが、残りは何でできているのでしょうか。脳は、水分を除くと、約40%がタンパク質、残りの約60%は脂肪でできています。細胞は「細胞膜」と呼ばれる脂肪が主成分の膜に包まれています。

細胞膜はただの壁ではなく、必要なものを出したり取り込んだりする動的な器官で、情報伝達や細胞の生存において重要な役割を果たしています。また、神経細胞の神経線維を守る働きもしています。脂肪が十分にないと、脳がうまく働くことができないのです。

炭水化物は複数のグルコースが結合して作られたものだと書きましたが、脂肪は、「グリセロール」という物質に「脂肪酸」が3つ結合したものです。脂肪酸にはいろいろな種類があり、どの脂肪酸が結合しているかで、脂肪の性質が変わるため、脂肪酸の名前で区別します。脂肪の話をしているはずなのに「リノール酸が体にいい」などと、酸の名前が出てくるのはそのせいなのです。

さらに、私たちが食事から摂取する脂肪は「飽和脂肪酸」と「不飽和脂肪酸」に分けられます。飽和か不飽和かは、活性酸素の項目で説明した電子の状態を指しています。わかりやすく言うと、飽和は電子が安定した状態で、不飽和は不安定な状態です。ですから、不飽和脂肪酸はほかの分子と反応しやすく、「酸化」して性質が変わりやすいという特徴を持っています。不飽和脂肪酸のうち、不安定な箇所が1つのものを「一価不飽和脂肪酸」、2つ以上あるものを「多価不飽和脂肪酸」と言います。さらに、多価不飽和脂肪酸の中でも、不安定な箇所がどこにあるかで「オメガ3脂肪酸」と「オメガ6脂肪酸」に分かれます。

図7に脂肪酸の種類を示しました。

飽和脂肪酸は、主にエネルギー源として働きます。摂取量が少なすぎると脳出血のリスクを高め、多すぎると悪玉（ＬＤＬ）コレステロールや中性脂肪を増やし、心疾患、肥満、糖尿病のリスクを高めますので、適切な量を摂ることが大切です。

一価不飽和脂肪酸の「オレイン酸」は、血液中の悪玉コレステロールを減らす働きがあります。

多価不飽和脂肪酸のオメガ6脂肪酸として代表的な「リノール酸」は、血液中のコレステロール値や血圧を下げる働きがあり、動脈硬化の予防効果があります。リノール酸は体内で合成できない「必須脂肪酸」ですので、食事で供給する必要があります。ただし、悪玉コレステロールとともに、善玉（ＨＤＬ）コレステロールまで低下させているとも言われています。

多価不飽和脂肪酸のオメガ3脂肪酸は、血中の中性脂肪を下げたり、不整脈を予防したり、血液をサラサラにして動脈硬化を防いだりする働きがあります。オメガ3脂肪酸には、α－リノレン酸、ＥＰＡ（エイコサペンタエン酸）、ＤＨＡ（ドコサヘキサエン酸）があり、体や脳の健康に良い効果をもたらすことが多くの研究で示されています。

このように、ひとくくりに脂肪といっても、脂肪酸の種類によって性質が違い、体内で独自の役割を果たします。脳と体の健康維持、認知機能やパフォーマンスの向上には、それぞれの脂肪をバランスよく摂取することが大切なのです。

▼脂肪酸の違いが認知機能の低下にどのように影響を与えるか

「トランス脂肪酸は体に悪い」という話を耳にしたことがあるかもしれません。「トランス」というのは「向こう側へ」という意味で、脂肪酸に結合する水素原子の位置を表しています。お隣さんが「シス結合」で、お向かいさんが「トランス結合」です。

このトランス結合を含むトランス脂肪酸は、人工的に製造する過程で発生しやすく、マーガリンやショートニングに多く含まれるため、これらを使用して作ったパン、ケーキ、ドーナツ、スナック菓子などにも多く含まれます。

このトランス脂肪酸は一定量摂取すると悪玉コレステロールが増加し、心疾患のリスクを高めるという認識が広がり、WHOは2003年に、1日あたりの摂取量を総エネルギーの1％未満に抑えるよう勧告しました。それを受け、2003年以降はトランス脂肪酸を含む製品の使用を規制する国が増えています。米国のFDA（食品医薬品局）は2015年に、マーガリンや一部の菓子類に含まれるトランス脂肪酸を、2018年6月から全面的に使用禁止にすると発表しました。

現在、日本では規制は行われていません。2006年の調査では日本人のトランス脂肪酸の摂取量は1日平均0・7グラムであり、総エネルギーに占める割合は0・3％でWHOのガイドラインを大きく下回っていたため、「日本の通常の食生活では健康への影響は小さい」と判断されました。

不飽和脂肪酸と飽和脂肪酸やトランス脂肪酸などの認知機能に対する影響を調査した研究を紹介します。米国に住む60歳以上の女性482人を対象とした研究です。

体に悪い油脂と考えられている飽和脂肪酸・トランス脂肪酸・コレステロールと、体に良い油脂と考えられている一価不飽和脂肪酸の摂取量を調べ、記憶、視覚、実行機能、言語、注意力などの様々な認知機能検査を行い、平均3年間の調査期間で認知機能がどう変わったかを調べました。

研究の結果、体に悪いと考えられていた油脂は認知機能の低下には影響しませんでした。一方で、体に良いと考えられている一価不飽和脂肪酸は認知機能の低下を防いでいることがわかりました。その予防効果は主に車の運転などに必要な視空間認知と記憶において顕著であったことが示されています。

認知機能の変化を見るには期間が比較的短く、食べ物に気を使っている人は、油以外の面でも健康的な生活習慣を維持していることが考えられるため、この結果がすべて一価不飽和脂肪酸のおかげだとは言い切れませんが、体に悪いものを避けるというストレスの溜まるネガティブな食べ方よりも、体に良いものを美味しく食べた方が認知機能の低下を防ぐことができる可能性は示されたと言えそうです。

ちなみに、一価不飽和脂肪酸が豊富に含まれている代表的な食品は、オリーブオイルです。牛肉や豚肉に最も多く含まれている脂肪酸も一価不飽和脂肪酸のオレイン酸です。

▼記憶力の低下を防ぎ、アンチエイジングの鍵となるオメガ3脂肪酸

オメガ3脂肪酸のＥＰＡとＤＨＡは認知機能との関係で特に重要とされています。ＥＰＡは、強力な「抗炎症作用」や「抗血栓作用」を持ち、血液をサラサラにします。ＤＨＡは、胎児の脳の成長に必須な脂肪酸で、また生涯を通じても認知機能の維

持に必須であるとされています。

ニュージーランドの研究グループが行ったDHAと記憶力の関係についての研究を紹介します。176人の健康な成人（18〜45歳）を2つのグループに分け、一方にはDHAではない体に影響を与えない偽薬を、もう一方にはDHAを6か月間摂取してもらいました。実験の参加者は、自分がどちらを飲んでいるかは知りません。6か月後、コンピュータのテストで記憶力を調べました。実験の結果、DHAを摂取したグループは、そうでないグループよりも記憶力が高まり、思い出すのにかかる時間も短くなることが示されました。

オメガ3脂肪酸は細胞膜に多く存在する脂肪酸で、神経細胞がぎっしりと存在する脳の健康を維持するためには必要不可欠です。

オメガ3脂肪酸の摂取がアルツハイマー型認知症のリスクを低減するという研究結果も報告されています。

米国シカゴに住むアルツハイマー型認知症を発症していない815人の高齢者（65〜94歳）を対象に行われた研究で、魚の摂取やオメガ3脂肪酸の摂取がアルツハイマー型認知症を予防するかどうかを約4年間追跡調査しました。魚にはオメガ3脂肪酸が豊富に含まれています。

参加者のうち131人がアルツハイマー型認知症を発症しました。調査の結果、1週間に魚を1回またはそれ以上摂取した参加者は、魚をほとんど食べなかった、またはまったく食べなかった人々と比較して、アルツハイマー型認知症のリスクが60％低いという結果が示されました。

また、DHAの摂取量、オメガ3脂肪酸の総摂取量とアルツハイマー型認知症のリスク低下には関連性があることが示されました。EPAに関してはアルツハイマー型認知症と関連性が見られませんでしたが、理由としてはEPAの摂取量が少なかったことを挙げています。

このほか、DHAやオメガ3脂肪酸を多く含む魚と脳の発達、成人の認知機能、認知症の予防との関係などの脳の健康に関する報告は多く存在します。

2014年にオーストラリアの研究グループは、オメガ3脂肪酸には、老化の原因と考えられている「テロメア」の短縮を抑制する効果があるという研究結果を発表しました。テロメアとは、DNAの末端部分の構造のことです。このテロメアはDNAが複製されるたびに短くなってしまいます。そのせいで細胞の分裂の回数には制限があり、生物は永遠に生きることができないと考えられています。

さらに、オメガ3脂肪酸が酸化ストレスを低下させるという研究結果もあります。酸化ストレスとは、活性酸素などによる体へのダメージのことで、動脈硬化をはじめ、脳や体の様々な病気や老化の原因になります。

以上のように、オメガ3脂肪酸は、脳や体の健康に重要であることが非常に多くの研究により示されています。

オメガ3脂肪酸が多く含まれている代表的な食品は魚ですが、週に1回くらいなら、魚を食べるチャンスはあるのではないでしょうか。昼食や居酒屋のメニューを選ぶときに、脳のことを思い出してみてください。特に青魚の脂に多く含まれていますので、お刺身やホイル焼きなど、脂が失われないような形で食べると効率よく摂取できます。

▼ミネラル不足がイライラや集中力低下を招く

最近、集中力がない、やる気が出ない、精神的な興奮状態が続き疲労が溜まっている、不安になりやすい、すぐにイライラするなどと感じている人は、もしかしたらミネラルが不足しているか、バランスが崩れているかもしれません。

ミネラルは無機質とも呼ばれ、タンパク質、脂質、炭水化物、ビタミンと並ぶ五大栄養素のひとつです。中でも、カルシウム、マグネシウム、亜鉛、鉄、銅などは生体内で水に溶ける「金属イオン」となって、細胞の様々な化学反応を助けます。特に神経の情報伝達においては、ミネラルが重要な役割を果たしています。

ミネラルは土や海の中に豊富に含まれ、植物や動物の体の中に取り込まれていますす。バランスの良い食事をしていれば、これらのミネラルを摂取できますが、インスタント食品や加工食品にはあまり含まれていないため、そのような食事が続くとミネラル不足になりがちです。

サプリメントで摂るという方法もありますが、体にとって使いやすい形で吸収するためには、なるべく食物から摂ることをおすすめします。

▼マグネシウム……神経の情報伝達や睡眠ホルモン「メラトニン」の合成に必要。多く含まれる食品は、大豆、ナッツ類、魚介類、海藻、ほうれん草などの濃い緑色の葉

野菜など。
▼亜鉛……ＢＤＮＦの分泌を促す。ストレス等による神経細胞のダメージを抑制する。牡蠣、牛肉、豚レバー、煮干しなどに多く含まれる。
▼鉄……ドーパミンやセロトニンの合成を助ける。血液が酸素を運ぶためにも必須。不足すると精神面に影響が生じ、脳内の酸素が不足し、疲労を感じやすくなったり、立ちくらみなどの症状が現れたりする。レバー、赤身の肉、貝、魚、大豆、海藻、パセリなどに多く含まれる。
▼銅……ノルアドレナリンの合成に必要。また、銅は鉄の働きをサポートする。牛レバー、いか、かに、えび、牡蠣、カシューナッツ、納豆などに含まれる。

これらのミネラルのほとんどは単独ではなく、相互に連携して作用します。ビタミンはミネラルの働きをサポートします。また、ドーパミンやセロトニンなどの神経伝達物質の材料は、タンパク質が分解してできる「アミノ酸」です。タンパク質は脂肪のように体内に溜めておくことができません。常に体内で分解と合成が繰り返され、絶え間なく消費されているため、脳の機能を正常に保つためには、十分なタンパク質を毎日摂取する必要があります。

このように考えていくと、何か特定の栄養素だけを摂ればいいというわけではなく、結局は、「バランスの良い食事をしよう」という結論にたどりつきます。

ただ、「バランスの良い食事」を「いろいろな食品を摂る」と言い換えると、楽しく続けられるかもしれません。遠い昔、農耕によって十分な穀物を手に入れ保存もできるようになった私たちの祖先は、炭水化物だけでお腹を膨らませることができるようになりました。しかし、農耕が始まる前は、そのような便利な食物はありませんでした。狩りをしたり、植物を採集したり、浜辺で貝を掘ったりして、様々なものを食べないと必要なカロリーが摂れませんでした。いろいろなものを食べることが、生存に有利だったのです。ですから、私たちは、いろいろなものを食べることに快楽を覚えますし、ひとつのものだけを食べていると飽きてしまいます。それは、脳が生存のために私たちを促す正常な反応なのです。

いろいろな料理を楽しみながら、食事の時間をブレインフィットネスの時間にしてみてはいかがでしょうか。脳の健康に良い食事というのは、結局のところ体の健康に良い食事でもあります。つまり、ブレインフィットネスを行って脳に良い食事を心がければ、脳だけでなく体も健康になり、ＱＯＬの向上につながります。一石二鳥どころか、多くの恩恵をあなたにもたらしてくれるでしょう。

▼アルツハイマー型認知症のリスクを53％下げるＭＩＮＤ食

ここまでは主に栄養素の個別の効果について紹介してきましたが、料理と認知機能の関係を調べた研究があります。

２０１５年に米国ラッシュ大学医療センターは、認知症の国際誌である『Alzheimer's & Dementia』に、「ＭＩＮＤ食」を食生活に取り入れることで、アルツハイマー型認知症のリスクが大幅に低下することを発表しました。

ＭＩＮＤ食とは、「Mediterranean-DASH Intervention for Neurodegenerative Delay（神経変性を遅らせるための地中海食とＤＡＳＨ食による介入）の略で、「地中海食」と高血圧を防ぐための食事「ＤＡＳＨ食」を組み合わせた食事法のことです。

■地中海食

イタリア、ギリシア、モロッコなどの地中海沿岸の伝統的な食事。ユネスコ無形文化遺産に登録されている食文化のひとつ。地中海沿岸諸国では、米国やほかの欧州諸国に比べて生活習慣病（特に心疾患）の発症率、死亡率が低いことから、食生活が注目された。

具体的には、野菜、果物、豆類、魚介類、オリーブオイル、ナッツ類を多く摂り、乳製品や赤身肉は少量、赤ワインをたしなむ程度に飲む。また、シリアルやパンなどの穀物は、特に全粒粉を使ったものを多く食べる。

■ＤＡＳＨ食

米国で調査・研究され、高血圧の改善に高い効果があると認められている食事のこと。特定の栄養素やその比率にこだわらず、体に良い食品を増やし、良くない食品を減らすことにより血圧をコントロールするという取り組みやすい食事法。

具体的には、色の濃い野菜と果物を増やし、脂身のついた肉、高脂肪牛乳、バターなどの動物性脂肪やコレステロールが多い食品を控えめにする。

■ＭＩＮＤ食

心疾患予防に良いとされる地中海食と、高血圧を抑制するＤＡＳＨ食を組み合わせたもので、アルツハイマー型認知症の原因となる肥満や高血圧、高コレステロール、循環器病、糖尿病などを予防できるため、アルツハイマー型認知症のリスク低減につながると考えられている。

野菜中心で、高脂肪食品が少ない点は地中海食やＤＡＳＨ食と同様で、緑色の葉野菜やベリー類など、脳の健康に良い食品の摂取を特に重視している。

米国ラッシュ大学医療センターでは、研究開始時に認知症を患っていなかったシカゴ在住の923人（58〜98歳）を対象に、食生活とアルツハイマー型認知症発症との関連性を調査しました。その結果、ＭＩＮＤ食や、地中海食、ＤＡＳＨ食を厳密に実践していたグループは、そうでないグループに比べていずれもアルツハイマー型認知症発症リスクが低いことがわかりました。

▼ＭＩＮＤ食の実践グループ……53％低減
▼地中海食の実践グループ……54％低減
▼ＤＡＳＨ食の実践グループ……39％低減

しかし、ＭＩＮＤ食とほかの2つの食事法で、結果が大きく異なる点がありました。ＭＩＮＤ食だけが、厳密に実践しなくても効果があったのです。ＭＩＮＤ食を部分的に取り入れていただけのグループも、アルツハイマー型認知症の発症リスクが35％も低減していました。これに対し、地中海食とＤＡＳＨ食は部分的に実践した場合には、発症リスクを低減させることはできませんでした。

普段の生活で厳密に食事を管理するのはなかなか難しいと思いますが、部分的でも効果があるのなら取り組むハードルは低くなります。

ＭＩＮＤ食の効果を厳密に証明するためには、実験のための参加者を集め、ほかの条件をできるだけ揃えたうえで、ＭＩＮＤ食実践グループと、そうでないグループの変化を調べる必要がありますが、この研究は観察に基づいた結果なので、ＭＩＮＤ食がアルツハイマー型認知症の発症リスクを抑制するという決定的な証拠にはなりません。しかし、このような人数の多い研究で、ＭＩＮＤ食とアルツハイマー型認知症の発症リスクの低下との間に関連性があることを示した点で注目されている研究です。

▼ＭＩＮＤ食では何を食べればいいのか

では、具体的にどのような食品を摂ればいいのでしょうか。次に示すのは、MIND食で推奨されている食品です。

■積極的に摂るべき食品

▼全粒穀物（精製していない穀物）……1日3回以上
▼緑の葉野菜……1週間に6回以上
▼その他の野菜……1日1回以上
▼ベリー類……1週間に2回以上
▼魚……少なくとも1週間に1回以上
▼鶏肉……1週間に2回以上
▼豆類……1週間に4回以上
▼ナッツ……1週間に5回以上
▼オリーブオイル……優先的に使用
▼ワイン……1日にグラス1杯程度

■制限すべき食品

▼赤身肉や加工肉……1週間に4回未満
▼ファストフード、揚げ物……1週間に1回未満
▼バター、マーガリン……1日に大さじ1杯未満
▼チーズ……1週間に1回未満
▼甘いパンやお菓子……1週間に5回未満

ご自身の食生活と比べてみて、いかがでしょうか。大幅に摂りすぎているものがあれば、それをほかのものに置き換えることから始めてもよいかもしれません。昼の定食を選ぶときも、夜のつまみを選ぶときも、このＭＩＮＤ食のリストを頭の中に入れておくと、脳の健康に良い食事を行うことができます。それぞれについて、脳にどのような影響を与えるのかを見ていきましょう。

全粒穀物（玄米や全粒粉の小麦）は精製された穀物と比べて、ビタミン、ミネラル、食物繊維など、不足しがちな栄養が豊富に含まれており、食後の血糖値の上昇がゆるやかになります。

緑の葉野菜はＭＩＮＤ食で重要視されている食品です。脳の健康を守るビタミンB

群も豊富に含まれています。ビタミンB群は体内に溜めておくことができないので、このようにほぼ毎日食べることを推奨しています。

ベリー類（ブルーベリーやクランベリーなど）には、ポリフェノールの一種であるアントシアニンなどの抗酸化物質が豊富に含まれており、認知機能の低下を遅らせ、認知症予防に効果があるとされています。

魚（特にサバ、イワシ、サンマなどの青魚）には、脳の健康に不可欠なオメガ3脂肪酸が豊富に含まれ、血液をサラサラにし、認知症や生活習慣病の予防に効果的です。

鶏肉は、豚肉や牛肉に比べて脂肪が少なく、低カロリー高タンパク質食品として知られており、認知症予防に効果的とされるナイアシンなどのビタミンB群が多く含まれています。また、特に鶏の胸肉に多く含まれるイミダゾールジペプチドには、疲労を取り、脳老化の改善効果があることが示され、認知症予防効果があることが期待されています。

日本では豆というと大豆がよく食べられていますが、地中海沿岸部ではひよこ豆をよく料理に使います。ひよこ豆は大豆よりもカロリーが低く、タンパク質のほか、ミネラル、脳に必要な成分の吸収や働きを促すビタミンB群、抗酸化作用を持つビタミンEが豊富に含まれています。

ナッツやオリーブオイルは毎日の食事の主役ではなく補助食品ですが、これらの食品には、抗酸化・抗炎症作用が高い物質が含まれています。特にくるみはポリフェノール類を豊富に含み、認知機能の維持・改善効果が高いことが知られています。

赤ワインには、活性酸素から細胞を守るポリフェノールが豊富に含まれています。ポリフェノールを摂取すると、動脈硬化や脳梗塞を防ぐ抗酸化作用、ホルモン分泌作用が促進されると言われています。赤ワインのポリフェノールの量は白ワインの数倍です。ブドウのポリフェノールは果皮と種子に多く含まれており、赤ワインは果皮や種子ごと発酵させるため、ポリフェノールが多く抽出されるためです。ただし、ここで示されている量は1日1杯程度です。ワイン好きには物足りない量かもしれません。アルコールと脳の関係についてのデータは、第9章で紹介しますが、残念ながら多くの研究が、それ以上のアルコール摂取は脳に悪影響を及ぼすことを示しています。

赤身肉や加工肉は、制限すべき食品として挙げられていますが、週4回未満というのは、鶏肉や魚介類も食べる日本人にとっては、それほど制限されているという感じはしないかもしれません。しかし、揚げ物、ファストフードの1週間に1回未満というのは、習慣を改める必要がある人が多いかもしれません。マーガリン、バター、甘いお菓子などの摂取量は、アルツハイマー型認知症の予防に限らず、体の健康維持や、ほかの疾患の予防のためにも減らした方がよいと言えそうです。

▼昭和50年頃の和食が健康に効く
——「1975年型日本食」のすすめ

1975年というと、みなさんは何を思い浮かべるでしょうか。懐かしいという人も、まだ生まれていないという人もいると思いますが、『サザエさん』や『ちびまる子ちゃん』といったアニメで家族がちゃぶ台を囲んでいるあの光景をイメージしていただくとわかりやすいのではないかと思います。

1975年頃によく食べられていた「1975年型日本食」は、現代の食事と比べて次のような特徴があります。

▼食材の種類が多い

一汁三菜（主食、汁物、主菜、副菜2品）を基本とし、いろいろな食材を少しずつ食べる。また、大豆製品や魚介類、野菜（漬物を含む）、果物、海藻、きのこ、緑茶を積極的に摂取し、卵、乳製品、肉も適度に摂取する。

▼煮物、蒸し料理が多く、揚げ物、炒め物は少ない

「煮る」「蒸す」「生のまま」といった調理法を優先し、その次に「茹でる」「焼く」が多い。「揚げる」「炒める」は控えめ。

▼出汁や発酵系の調味料をよく使う

出汁や醤油、味噌、酢、みりん、お酒などの発酵系調味料を活用し、砂糖や塩の摂取量は控えめ。

２０１６年に、東北大学大学院農学研究科食品化学分野の研究グループが、１９７５年型日本食は、現代の食事に比べて健康に良い効果があるという研究結果を発表しました。

同研究グループは、以前にはマウスで実験を行い、１９７５年頃の日本食が肥満を抑制し、糖尿病、脂肪肝、認知症を予防し、寿命を延ばす可能性があることを明らかにしていましたが、本研究では人に対する効果を調べています。

最初に、体格指数（ＢＭＩ）が24〜30の軽度肥満の60人（20〜70歳）の参加者をランダムに2つのグループに分け、一方のグループには現代食を、もう一方のグループに

は1975年型日本食を1日3食、28日間摂ってもらいました。

その結果、1975年型日本食を摂っていたグループは、現代食を摂っていたグループに比べて、BMIや体重が減少し、悪玉コレステロール値、血中のヘモグロビンの糖化を示すHbA1c値や腹囲のサイズが低下傾向になり、善玉コレステロール値が上昇傾向を示しました。

また、同様の実験をBMIが18・5〜25未満の普通体型の32人（20〜30歳）の参加者にも行ってもらい、さらに週3回、1日1時間以上の中程度の強度の運動も行ってもらったところ、1975年型日本食摂取グループでは、現代食摂取グループに比べて、ストレス軽減、運動機能向上効果が認められました。

1975年型日本食の特徴を見ると、食材はMIND食とかなり重なっています。また、多様な食材を摂ることや揚げ物を控えめにする点なども共通しています。

地中海風の料理を頻繁に食べるのが難しいという人は、和食をベースに、オリーブオイルをプラスし、穀物を全粒穀物に替え、間食でナッツを摂るなど、MIND食の要素を加えると、習慣化しやすいかもしれません。

1日3食摂り、できれば毎日同じ時間に食べ、夕食は22時までに済ませるようにするなど、食事の時間も重要です。塩分の摂りすぎやアルコールの飲みすぎ、食べすぎに注意して、腹8分目でやめることを心がけましょう。

第7章

睡眠

——記憶を整理し、老廃物を排出する時間

睡眠の主な役割は「体を休める」ことですが、人間にとっての睡眠のもうひとつの重要な役割は「脳を休める」ことです。もちろん寝ている間も、心臓は動き、呼吸もしていますから、脳幹や大脳辺縁系などの生命維持をつかさどる脳の部位は働いていますが、起きている間フル稼働していた大脳新皮質は、睡眠によってようやく休息することができます。

眠る時間がもったいないと感じている人も多いかもしれません。しかし、睡眠時間を削って何かを行うことは、翌日の脳のパフォーマンスと長期的な健康を犠牲にする行為です。

この章では、睡眠によって脳のパフォーマンスがどのように変化するのかを説明していきます。睡眠を軽視することの恐ろしさを知ってもらいたいと同時に、良質な睡眠が脳にもたらす素晴らしい恩恵も知っていただきたいのです。

脳に良い睡眠習慣を身につければ、1日の終わりに脳の疲労を回復させることができ、脳の健康を保つことができます。健康な脳でいられれば、ビジネスのパフォーマンスを低下させることなく、将来の認知症発症の予防にもなるのです。

▼睡眠不足は負債として積み重なり、重大な病気を引き起こす

現代人は睡眠時間を削って仕事をしがちですが、実際、睡眠時間を犠牲にすると、短期的には、脳機能が低下し、仕事の効率が著しく低下します。本来は短時間でできる仕事でも、余計に時間がかかってしまいます。さらに、睡眠不足が日常的になると、知らず知らずのうちに脳と体の健康も蝕まれていきます。こうした長期的に続く睡眠不足は、もはや「不足」しているだけではなく「負債」となって体の大きな負担になります。もちろん負債ですから返済しなければ利子を取られます。このような状況を「睡眠負債」といいます。睡眠負債はスタンフォード大学の研究者により提唱された概念で、日本でも2017年に「NHKスペシャル　睡眠負債が危ない」が放送され話題となり、新語・流行語大賞トップテン入りしました。

この睡眠負債が様々な病気や困った症状を引き起こすことが、多くの研究によって報告されています。

■睡眠負債の悪影響

▼免疫力が低下し、風邪を引きやすくなる
▼インスリンの分泌が悪くなり、糖尿病のリスクが高まる
▼食べすぎを抑えるホルモン「レプチン」が出にくくなり、太りやすくなる
▼交感神経の緊張状態が続いて高血圧になりやすくなる
▼精神が不安定になり、うつ病、不安障害、アルコール依存、薬物依存の発症率が高くなる
▼脳卒中、心筋梗塞、乳がん、前立腺がんなどとの関連性も報告されている
▼アルツハイマー型認知症などの認知症の発症リスクが高まる

また、死亡率との関係も示されています。

カリフォルニア大学サンディエゴ校で、110万人以上の男女（30〜102歳）を対象に、睡眠時間と寿命の関係について調べた結果が2002年に報告されました。

その結果、最も死亡率が低かったのは、睡眠時間が7時間の人たちで、7時間より短い人も、長い人も、寿命が短くなる傾向がありました。6時間以内の人だけでな

く、8時間以上寝ている人も、死亡リスクが上昇していたのです。8時間半以上の睡眠または3時間半以上4時間半未満の睡眠と報告した人においてはリスクの上昇は15%を超えました。なぜ、8時間以上の長い睡眠が死亡率を上昇させるのかについての理由はまだわかっていませんが、論文の筆者たちは、長時間睡眠でないと満足できない人は睡眠の質が悪くなっている可能性があり、それが寿命に影響したのではないかと考えています。

さらに、2010年に発表されたイギリスとイタリアの大学の共同研究では、138万人以上を対象としたメタ解析で、7〜8時間寝る人たちと比べ、7時間未満の短時間睡眠の人は死亡リスクが12%高く、8時間より長い長時間睡眠の人では30%リスクが上昇することが示されました。

中国・青島大学の研究者によって行われたメタ解析でも、死亡リスクが一番低い睡眠時間は7時間という結果が示されました。

睡眠時間は健康や命に関わる重大なものだと言えそうです。

▼睡眠の質を高めるには、ホルモンのリズムが大事

7時間以上寝ていても満足できない人や、どうしても短い睡眠時間しか確保できない人は、睡眠の質を高める工夫をする必要があります。

人の眠りには、体の休息のための「レム睡眠」と、脳の休息のための深い「ノンレム睡眠」と呼ばれる2種類の睡眠が交互に現れることが知られていますが、睡眠研究の第一人者であるスタンフォード大学医学部教授の西野精治氏は、入眠後最初の90分を「黄金の90分」と呼んでおり、この黄金の時間に質の良い睡眠を確保すれば大きなメリットが得られると著書の中で述べています。

睡眠時間をどうしても確保できない場合でも、明け方まで仕事をして寝るのではなく、いつもと同じ時間にベッドに入ることで深い眠りの状態に入りやすくなります。早起きすれば、睡眠時間は短くても、黄金の90分を脳と体に与えることができるのです。

また、長時間眠っても昼間に眠気が襲ってくる場合は、睡眠時無呼吸症候群に罹っ

ている可能性も考えられます。睡眠時無呼吸症候群の人は、寝ている間に何度も呼吸が止まるため脳が十分に休むことができません。このため、日中の眠気、頭痛、倦怠感などを覚えやすくなります。症状が重くなると、運転中に眠気に襲われて重大な事故を起こすリスクが高まります。さらに、脳卒中、高血圧、糖尿病、心疾患、認知症の発症リスクが上昇します。本格的な診断は、病院で行う必要がありますが、疑いがある人は、大きないびきをかいていないか、何度も呼吸が止まっていないか、家族にチェックしてもらうか、睡眠時のいびきを録音するアプリなどでチェックしてみてください。

睡眠の質を高めるには、体内のホルモンの分泌のリズムに合わせて生活することが必要です。私たちは、真っ暗な夜と太陽が照り付ける昼が繰り返される地球の環境に適応した進化を遂げてきました。私たちの体内物質の多くは、夜と昼で変化する性質(日内変動)を持っています。

朝が来ると目覚め、日中は活動し、夜になると眠くなるという生活のリズムが自然に湧きおこるのは、脳から分泌されるホルモンの働きが大きく関与しています。また、睡眠の質が悪くなると、ホルモンが十分に分泌されなくなります。特に睡眠との関係が深い、成長ホルモン、メラトニン、コルチゾールの3つのホルモンを正しく分泌させること、それが睡眠の質を向上させる鍵となります。

図8　成長ホルモンは就寝直後に大量に分泌される

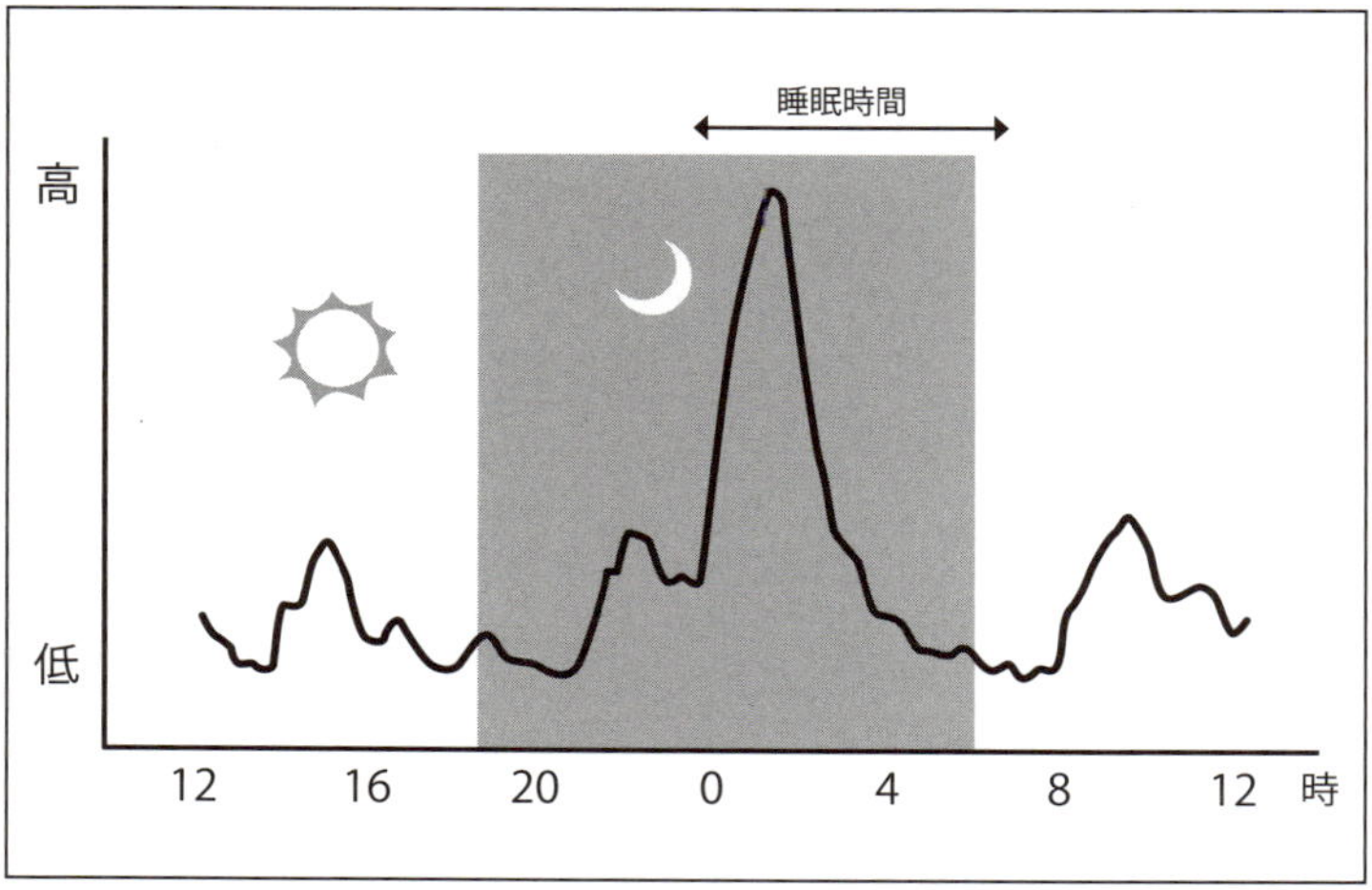

①成長ホルモン

脳の下垂体から分泌され、細胞の成長、傷を負った細胞の修復・再生、新陳代謝促進、免疫機能の向上、皮膚の修復・再生や柔軟性など、体の修復や疲労回復に関与しているホルモンです。寝ても疲れが取れない、日中もだるくて疲れているという人は睡眠不足や良質な睡眠をとれていないせいで、この成長ホルモンが十分に分泌されていない可能性があります。また、寝不足だと風邪を引きやすくなるのも、成長ホルモンが不足して免疫力が低下していることが原因のひとつだと考えられます。

成長ホルモンは、眠り始めてから約3時間の間に多く分泌され、入眠1時間後に分泌のピークを迎えます。入眠後最初に訪れるノンレム睡眠が「黄金の90分」と呼ばれるのは、この成長ホルモンの分泌が関係しています。

②メラトニン

メラトニンは脳の視床下部の近くにある「松果体《しょうかたい》」から分泌されるホルモンで、放出されると、全身の臓器に働きかけ、臓器をお休みモードにし、睡眠を誘発します。体の奥深い場所の体温を「深部体温」と言いますが、メラトニンは生体リズムを調節し、眠るための準備として深部体温を低下させます。

メラトニンを分泌する松果体は脳の中心にあり、グリンピースくらいの大きさの部位です。右脳と左脳の間にグリンピースが挟まっている様子を想像してください。この場所で松果体は、目から入る光の量を感知します。この光の量が減ると、松果体はメラトニンの分泌を始めます。

図9　メラトニンは目覚めてから14〜16時間後に分泌される

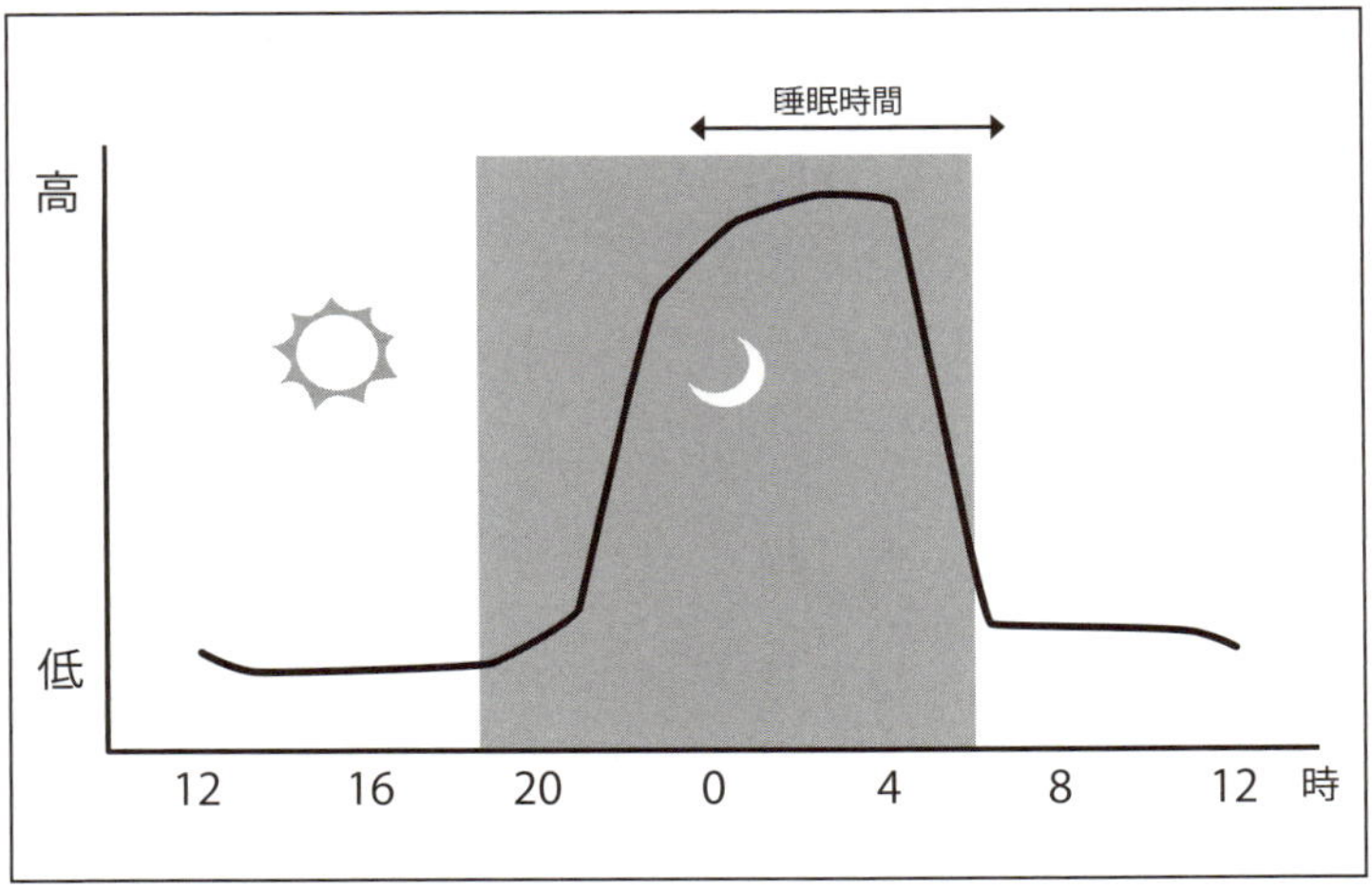

メラトニンは、心身の安定を保つ働きのあるセロトニンから生成されます。そして、セロトニンの原料はトリプトファンです。トリプトファンは、体内で合成することができない必須アミノ酸ですので、食事から摂取する必要があります。トリプトファンは、豚や牛の赤身肉、たらこ、プロセスチーズ、アーモンド、そば、納豆などの大豆製品、ヨーグルト、バナナなどに多く含まれています。

③コルチゾール

コルチゾールはストレス状態のときに分泌される「ストレスホルモン」と

図10　コルチゾールの分泌量は朝に多くなる

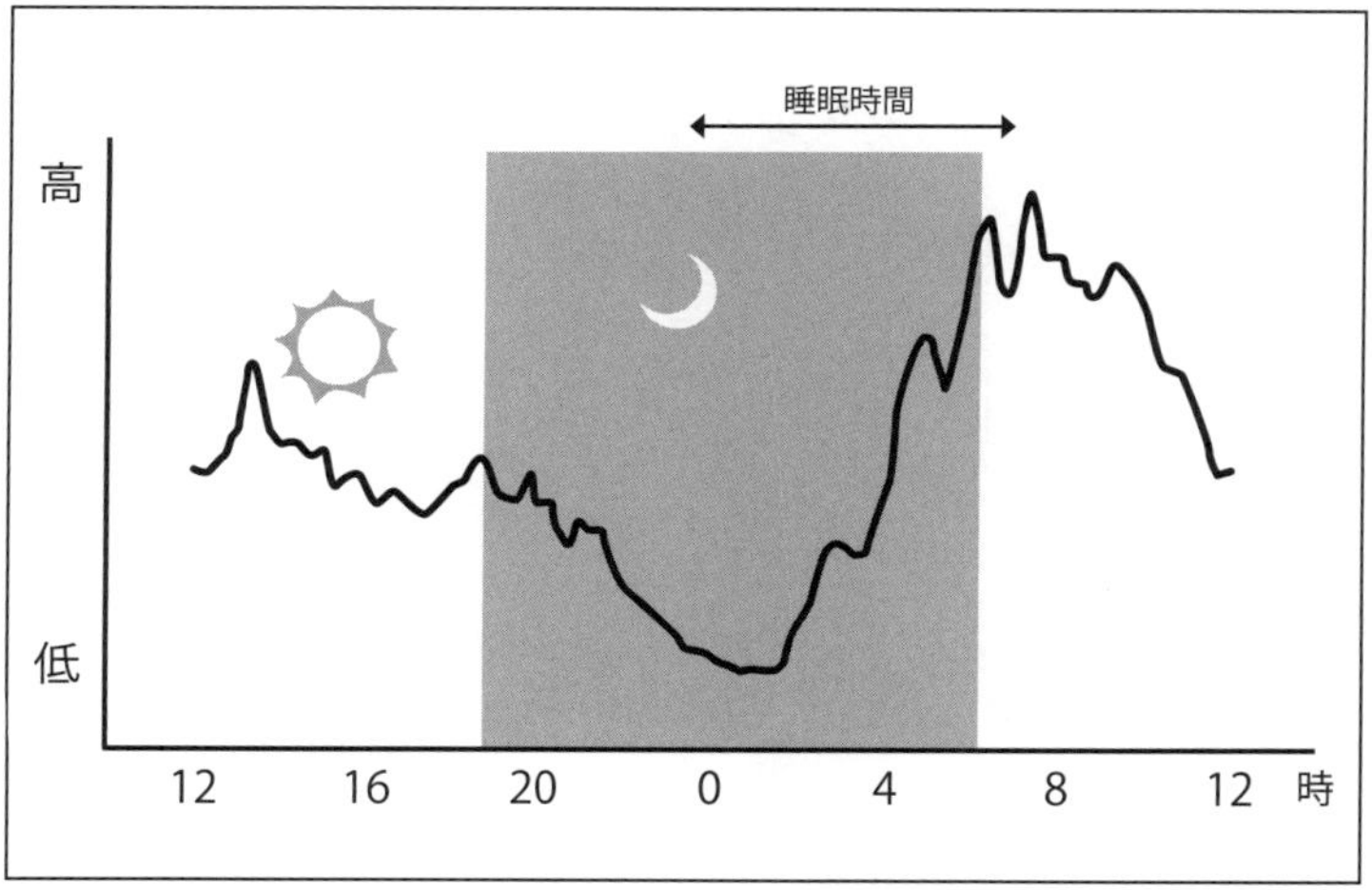

してよく知られていますが、ストレスに対応するだけではなく、睡眠においても重要な役割を果たしています。

コルチゾールの分泌は、体内時計に支配されており、深夜から朝方にかけて分泌量が増え、徐々に血圧や血糖値、交感神経の活動を高め、体を活動しやすい状態にすることで覚醒を促します。そして、朝から昼にかけて減少し、深夜に最も少なくなります。

▼夜間の照明や電子機器の使用が体内リズムを狂わせる

スムーズに眠りにつくためには、メラトニンが増え、コルチゾールが減っている状態が理想です。しかし、メラトニンは目に入る光が減ることで分泌が始まるため、寝る直前まで明るい場所で過ごしたり、スマートフォンやパソコンのモニターを見たりすると、分泌量が減ってしまいます。また、コルチゾールはストレスに応じて分泌されますので、寝る前にストレスが溜まるようなことを思い出したり、ぎりぎりまで追い詰められて仕事をしたりするようなことがあるとコルチゾールは減少せず、神経が高ぶって眠れない状態になってしまいます。

就寝前の照明が睡眠の質に影響することを、米国のブリガム・アンド・ウィメンズ病院とハーバード大学医学部がイギリスのサリー大学との共同研究で明らかにしました。

健康な参加者116人（18〜30歳）を2つのグループに分け、1つ目のグループには、寝る時間の8時間前から室内照明のついた明るい部屋で過ごしてもらい、もう1

つのグループには薄暗い部屋で過ごしてもらいました。実験期間中、メラトニンのレベルを測定するため、参加者の前腕の静脈にカテーテルを挿入し、30～60分毎に継続的に血液を採取しました。この実験を5日間続けて行いました。

実験の結果、就寝前に明るい照明に照らされていた人たちは、薄暗い部屋で過ごした人たちと比べ、メラトニンの生成開始が遅くなり、またメラトニン生成の持続時間が約90分短くなることが示されました。さらに、通常の睡眠時間に照明に照らされると、85％以上の人でメラトニンの生成が抑制され、抑制の割合は50％以上でした。

この実験で使われた明るい部屋の明るさは200ルクス未満で、普通の落ち着いた室内の明るさです。一方、薄暗い部屋は3ルクス未満で、これは照明器具にもよりますが、暗い豆電球程度の明るさです。豆電球だけで寝る前の時間をゆったり過ごすことができれば、十分にメラトニンを生成することができるわけですが、現代の生活ではなかなか難しいかもしれません。

同研究グループがドイツ航空宇宙センターとの共同で行った別の研究では、就寝前の電子機器使用が睡眠の質を左右することが示されました。

就寝前の時間帯に、発光型モニターで電子書籍を読むグループと、紙に印刷された本を読むグループに分け、眠りの質を比較しました。電子書籍を読んだグループは、印刷された本を読んだグループよりも、眠りにつくまでに時間がかかり、夕方以降の眠気が減り、メラトニン分泌が減少し、体内時計の遅れが生じ、翌朝の覚醒度の低下が起こりました。

パソコンやスマートフォンは強い光でメラトニン分泌を抑制するだけでなく、その内容によっては交感神経を活性化させたり、ストレスを引き起こしたりすることもあり、コルチゾールにも関連してくるため、もし、この習慣をやめることができれば睡眠の質の向上に大きく貢献しそうです。メールや仕事などが気になる場合もあると思いますが、日中のパフォーマンスを上げるために我慢しましょう。

▼睡眠中に脳は記憶を形成する

睡眠は脳をただ休めるだけではありません。睡眠は、記憶の形成と深く関わっています。具体的には、蓄積された記憶の整理・統合・固定化に重要な役割を果たしていることが、多くの研究成果からわかってきています。

2016年にカナダ・マギル大学の研究チームは、記憶形成におけるレム睡眠の役割についてマウスを使った実験で調べた結果を発表しました。

研究チームは、マウスの脳に極小の光ファイバーを埋め込み、そこから光を照射すると、脳の特定の細胞をコントロールできる仕組みを作りました。そして、マウスが眠っているときに、光照射を行い、脳の一部の細胞の活動を停止させました。これをレム睡眠時に行うと、記憶力テストで記憶が定着していないということが明らかになりました。つまり、レム睡眠中の脳活動を邪魔すると、記憶の形成や定着ができなくなり、前日に学んだ内容を覚えられなくなったのです。

次に人間を対象にした研究を紹介します。

2015年、米国のマサチューセッツ大学の研究グループは、健康な若者128人(18~30歳)と、中高年91人(50~79歳)を2つのグループに分け、コンピュータを用いた記憶課題を行ってもらいました。

11時間半後、30分間の映画を見た後に、12時間前に行った課題をどのくらい記憶しているかのテストをしました。2つのグループは同じことをしますが、片方のグループは起きたままで、もう片方のグループは睡眠後にテストを実施しました。

▼グループA……朝8時に課題を行い、昼寝をせずに30分映画を見て夜8時にテストをする
▼グループB……夜8時に課題を行い、就寝し、翌朝30分映画を見て朝8時にテストをする

さて、どちらのグループの成績が良かったと思いますか？

答えは、睡眠をとったグループBでした。覚えた後に眠った方が記憶は残っていたのです。覚えてから速やかに睡眠をとる方が、記憶は確かになることが裏付けられたと言えるでしょう。

睡眠が記憶形成に関わっていることは多くの研究によって示されていますが、睡眠のどのタイミングで、どのような記憶が固定化されるかについては、まだ一致した見解はありません。しかし、睡眠中に記憶が整理・統合され定着することや、学習後の記憶の定着に良質な睡眠が有効であることは確実に言えるでしょう。

ブレインフィットネスにおいて、睡眠は脳を休めるというだけでなく、脳のパフォーマンスを高めるうえでも重要なのです。

▼睡眠不足でアルツハイマー型認知症のリスクが高まる

米国ワシントン大学とスタンフォード大学がマウスを用いて行った共同研究で、アルツハイマー型認知症の原因物質と言われているアミロイドβの蓄積が、睡眠不足により進行することが明らかになりました。

また、米国ワシントン大学の同グループは人を対象とした研究も行っています。

145人の健康な人（45～75歳）に、就寝時間と起床時間、昼寝の時間などを記録してもらい、同時に手首に着けたセンサーで睡眠中の体の動きをモニターし、客観的な睡眠時間を計測しました。参加者は事前に脳脊髄液のアミロイドβ濃度を測定しましたが、アミロイドβ濃度が高く、アルツハイマー型認知症の前段階にある人が32人いました。ただし、彼らの認知機能は落ちていませんでした。

2週間の調査の結果、アミロイドβ濃度が高かった32人は、ベッドに寝転がっている時間のわりには睡眠時間が短く、1週間に3日以上、昼寝を必要とすることがわかりました。論文の著者は、最も睡眠効率が悪かった人たちは、睡眠効率が良かった人たちよりも5倍以上、アルツハイマー型認知症を発症する可能性が高いと指摘しています。この結果からは、睡眠障害があるせいでアミロイドβの蓄積が増えているのか、逆にアミロイドβの蓄積が睡眠障害を引き起こすのかはわかりませんが、アルツハイマー型認知症予防のためには、生活における睡眠の質を見直した方がよいと言えそうです。

なぜ、睡眠の質が悪いとアルツハイマー型認知症の発症リスクが上がるのでしょうか。原因のひとつとして考えられるのは、脳の老廃物を処理するシステムが睡眠中に働くため、眠りの質が悪いと、アミロイドβが排出されない可能性です。

細胞が正常に働くためには、酸素とエネルギーを滞りなく供給しなくてはなりません。さらに、細胞が活動することによって出てくる老廃物を回収することも大事です。老廃物の回収は、体中に張り巡らされたリンパ管が担っていますが、細胞がぎっしりと詰まっている脳には体のような多数のリンパ管は存在せず、脳が老廃物をどうやって排出するのかは、最近まで解明されていませんでした。

2013年に米国ロチェスター大学メディカルセンターの研究チームが最も権威ある科学誌のひとつである『Science』で、これまでの睡眠の常識を一変させる研究結果を発表しました。彼らは脳内の老廃物の排出システムを発見し、そのシステムが睡眠中に活発に働くことをマウスの実験で証明したのです。

脳は脳脊髄液と呼ばれる液で満たされていますが、細胞でぎっしりと埋め尽くされた脳内では脳脊髄液の流れも遅く、老廃物を排出する役目を担うことは難しいと考えられていました。しかし、ロチェスター大学の研究によって、睡眠中に、神経細胞の周りを取り囲んでいる「グリア細胞」が縮み、神経細胞の周囲の隙間が広がることが明らかになったのです。そのおかげで、脳脊髄液は老廃物を洗い流すことができ、昼間より効率よく老廃物を排出できるのです。

さらにこの老廃物には、脳内で作り出され、アルツハイマー型認知症の原因物質だと考えられているアミロイドβも含まれます。

これはマウスでの研究結果ですが、人の脳内でも脳脊髄液の量が昼と夜で大きく変動していることが確認されています。また、睡眠の質が低い人ほど、アミロイドβの脳内蓄積量が多いことも明らかになっています。

しかし、このような脳の排出システムを活発にさせるためには、深い睡眠が必要なのか、それとも睡眠時間の長さが関係しているのか、中途覚醒や加齢の影響はどう関わるかなど、まだまだ謎は多く、今後の研究が期待されます。

▼睡眠負債の返し方

毎日規則正しい睡眠と覚醒のサイクルで生活できるのが理想ですが、現実には仕事が忙しくて十分な睡眠時間を確保できないという人が多いでしょう。

一方、休日は休日で、やりたいことが多すぎて、やっぱり就寝時間が遅くなってしまい、お昼近くまで寝てしまうというパターンに陥りがちですが、これでは、いくら睡眠時間が長くても睡眠負債を返すことはできません。起床時間が遅くなると、睡眠と覚醒のリズムが大きくずれてしまい、月曜日の睡眠の質を低下させてしまいます。

さらに、前述した西野氏は著書『スタンフォード式 最高の睡眠』（サンマーク出版）の中で、いつもなら寝ている時間に起きていると成長ホルモンはまったく分泌されず、また、入眠時間を明け方や日中にずらすと、入眠初期に分泌されはするものの、夜間ほど大きな分泌は起きないと記しています。

睡眠不足を補うためには、いつもより遅く起きるのではなく、可能な限り早く寝ることが効果的です。

では、徹夜をしてしまったときの睡眠負債はどのように返せばよいでしょうか。徹夜をすると、7時間睡眠の人の場合、翌日は7時間×2＝14時間は寝なければ、睡眠不足を解消できないのでしょうか。

このようなとき、脳は意外な柔軟性を発揮します。睡眠の量が足りない分、質で補おうとします。睡眠の初めに深い眠りを分配し、睡眠の質を高め、眠りの帳尻を合わせるのです。それで、徹夜明けは泥のように眠ってしまうわけです。

ですから、一晩徹夜したからといって、14時間寝ないと睡眠不足状態であると悲観的になる必要はありません。ただし、このような生活を繰り返していると自律神経のバランスは乱れ、免疫力も低下します。あくまでも非常時のシステムだという認識が大切です。

また、「明日徹夜になりそうだから、今日はいつもの2倍寝ておこう」ということは脳には通用しないようです。寝だめはできないのです。体が睡眠を求めているときには、どのような環境でも眠ることができますが、睡眠に関しては、前借りはできないと言われています。

▼仮眠は睡眠不足解消に有効か

人間の場合、体内時計のリズムによって、1日に2回眠気のピークが訪れます。

1回目は、2〜4時の間に訪れる最も強い眠気です。期限付きの仕事を抱えて徹夜を覚悟した多忙な夜でも、この眠気が訪れたら逆らわず、寝てしまうのが賢明です。仕事を終わらせてから明け方短時間の睡眠をとるよりも、睡魔が襲ってきたタイミングに逆らわず90分でもいいのでいったん寝て、その後起きて仕事をする方が、仕事の効率面でも、脳と体の健康面でもよいのです。

もう1回は、14〜16時に訪れる2番目に強い眠気です。ランチの後に眠くなるのは、食後だからという理由だけではないのです。

このとき、眠気と戦っている脳のパフォーマンスは低下し、集中力や作業能力が落ちてしまいます。それを防止するために、先駆けて昼寝をすると、脳のパフォーマンス低下を防止する効果が得られます。

パワーナップ（power-nap）という言葉を耳にしたことがあるでしょうか？　15〜30

分程度の短い仮眠のことです。コーネル大学の社会心理学者ジェームス・マース氏が提唱した、時間あたりの睡眠の効用を最大化する睡眠法として知られています。パワーナップは、一般の人に推奨されているものではなく、様々な理由で睡眠負債が蓄積してしまった人が、やむを得ず睡眠の不足分を補うために用いるという位置づけのものとして提案されています。

NASAも戦略的なパワーナップの有効性を認めています。NASAが宇宙飛行士に行った実験によると、昼の平均26分間の仮眠が認知能力や注意力の向上に有効であることが示されました。もちろん宇宙飛行士のデータがそのまま一般の人に適用できるとは限りませんが、パワーナップは、NASAをはじめ、様々な会社で導入が進んでおり、グーグル、アップル、マイクロソフト、ナイキなどでも仮眠専用の設備や部屋を設けて推奨しているそうです。

パワーナップはただの昼寝とは異なり、いくつかの条件のもとに行うことが大切です。間違ったやり方で行うと、効果が得られないどころか逆に午後のパフォーマンスや夜の睡眠の質が下がってしまいます。次に注意事項をまとめます。

▼正午から15時までの間にとる

15時以降に仮眠をとると、夜の睡眠に悪影響を及ぼす可能性があります。

▼眠る時間は30分以下

30分以上眠り続けると深い眠りに入るため、起きづらくなります。起きても頭がスッキリせず、疲労感が増してしまいます。

▼カフェインを摂ってから眠る

カフェインの覚醒効果は、摂ってから15～30分くらいで発揮されます。仮眠の直前にコーヒー、紅茶、緑茶などを飲むと、起きたときにちょうど良いタイミングで覚醒作用が働き、スッキリと目覚めることができます。

▼自分に合った落ち着ける場所を見つける

会社でパワーナップを安心して行える場所があればよいのですが、なかなか難しいという方がほとんどだと思います。電車、バスなどの乗り物、公園のベンチ、混んでいないカフェや漫画喫茶など、自分の落ち着ける場所を探してみましょう。

▼良質な睡眠を得るためにできること

では、良質な睡眠を得るためにはどのようなことを行えばよいのでしょうか。家で自分で行えることをまとめてみましたので参考にしてください。

▼就寝前の2~3時間は、室内照明を暗めにするか、間接照明を使用する

▼就寝中は照明をなるべく消す

真っ暗な部屋がどうしても嫌な人は、小さな電球を足元に置くなど工夫して、暗い環境で眠りにつく。また、朝日でどうしても予定より早く起きてしまう人は、雨戸や遮光カーテンを使うなどして、光を遮断するとよい。

▼寝る前はパソコンやスマートフォンやテレビを見ない

▼寝る1時間半前までにはお風呂に入る

39~40度のぬるめの湯船につかることにより、全身の筋肉が弛緩し、副交感神経が優位に働きやすくなり、良質な睡眠につながる。夜遅く帰宅したときなど、入浴後すぐ眠りたい場合は、寝る直前にお風呂に入ると、体温が下がらず、逆に寝つきが悪くなってしまうため、シャワーだけにするのがよい。

▼悩みなどを睡眠に持ち込まず、脳のスイッチをオフにする

睡眠前に過去の失敗、明日の心配事、将来の不安、悩み事などについて考えてしまうと、脳が興奮し交感神経が優位になり、スムーズに入眠できなくなる。どうしても考えてしまう場合は、就寝前にマインドフルネス瞑想（第8章参照）を行うとよい。

▼リラックスできる寝室環境を整える

部屋の照明のほか、温度・湿度・音・色彩・香りなど。寝室の色は、壁紙、カーテン、インテリアも含めて落ち着いてリラックスできる色にする。枕、掛布団、敷布団、シーツ、ベッド、寝間着（パジャマ）などの寝具は、自分に合ったものを用意する。

▼就寝の2〜3時間前に食事を終わらせる

食後2〜3時間は消化器官が働いてしまうため、脳がしっかり休むことができない。食事の時間が遅くなる場合は、消化の良いものを食べる。

▼寝る前に軽いストレッチ・ヨガをする

就寝前に軽いストレッチやヨガを行うことで、心身をリラックスさせ副交感神経を優位にし、脳と体を睡眠モードへと導く。ただし、就寝前の激しい運動は交感神経が活性化されて逆効果になる。

▼ノンカフェインの飲み物でリラックスする

▼寝酒はNG

アルコールは睡眠の質を低下させる。

▼朝の時間を大切にする

質の良い睡眠の準備は朝起きたときから始まる。軽いストレッチなどで体を動かし、光をしっかり浴びて体内時計をリセットし、脳を覚醒させる。

第8章

ストレスケア

——ストレスの正体を知り、脳を守る

1956年に『現代社会とストレス』を出版し初めて一般向けにストレスについて概説した学者ハンス・セリエは、刺激が加わったときに生体が示す「反応」をストレスと呼びました。

ここでみなさんに覚えておいてほしいことは、ストレスというのは体の反応をともなうということです。単に嫌な気持ちがするだけでなく、実際に、脳の中や血液中にホルモンが放出され、全身のあちこちで反応が起こるのです。

たとえ、強い気持ちでぐっと我慢しても、体の反応を止めることはできません。むしろ、我慢することでストレス反応はさらに大きくなります。

第1章に書いたように、現代社会はストレスに満ちています。仕事をしたり、社会生活を営んだりする中で、避けることができないストレスが次々待ち受け、ストレスのない生活を送ることは、ほぼ不可能でしょう。しかしながら、ストレスに満ちた日々だからこそ、少しでもストレスを緩和し、ケアする方法を身につける必要があるのです。

この章では、ストレスと脳に関する研究を紹介しながら、対策方法について述べていきます。

▼ストレスは記憶力を低下させる
——扁桃体と海馬の関係

ストレスが多いと度忘れが多くなるという経験がある人はいるかもしれません。その場合は一時的なものですが、慢性的にストレス状態が続くと、記憶の形成をつかさどる脳の「海馬」が小さくなってしまい、記憶力が低下してしまうことが複数の研究結果で示されています。

ベトナム戦争から無事帰還したアメリカ人兵士の中に、不安や恐怖、幻覚症状、睡眠障害、フラッシュバック（過去の外傷体験を生々しく思い出すこと）などの後遺症を訴える人が大勢現れ、大きな社会問題になりました。後に、このような症状は「心的外傷後ストレス障害（ＰＴＳＤ）」と呼ばれるようになりました。

ＰＴＳＤを患ったベトナム帰還兵の海馬の大きさをＭＲＩで測定し、健常な人たちと比較した研究があります。この研究では、ＰＴＳＤ患者では右側の海馬のサイズが8％も小さかったことが明らかになりました。

さらに、ＰＴＳＤ患者は、言語に関する記憶テストの成績も、海馬の萎縮と関連して悪くなっていることが示されました。本研究から、慢性的なストレスは海馬を萎縮させ、記憶力に悪影響を及ぼすことが明らかになりました。

戦争体験をした兵士のストレスは極端なケースですが、日常的に生じる強度のストレスや長期にわたる慢性的なストレスも、同様のメカニズムで海馬にダメージを与え、記憶機能を低下させるリスクがあるという研究結果も存在します。

もし、あなたが我慢強く、ストレスに耐える強い意志を持っていたとしても、ストレス状態に我が身を置き続けることはおすすめしません。あなたが大丈夫だと思っていても、扁桃体や海馬は悲鳴をあげているかもしれません。

なぜ、このようなことが起こるのでしょうか。

第3章で脳の構造を簡単に説明しましたが、脳の中心に近い「大脳辺縁系」には記憶をつかさどる「海馬」や、感情に関係する「扁桃体」があります。

扁桃体はアーモンドくらいの大きさで、こめかみの位置から奥に入ったところに、左右にひとつずつあります。海馬は扁桃体のすぐそばにあります。

扁桃体と海馬の関係性を理解するために、運動靴を履いて床に座り、脚を大きく開いて前屈するストレッチをしている小さい人を思い浮かべてみてください。ちょっと

図11　扁桃体と海馬の関係

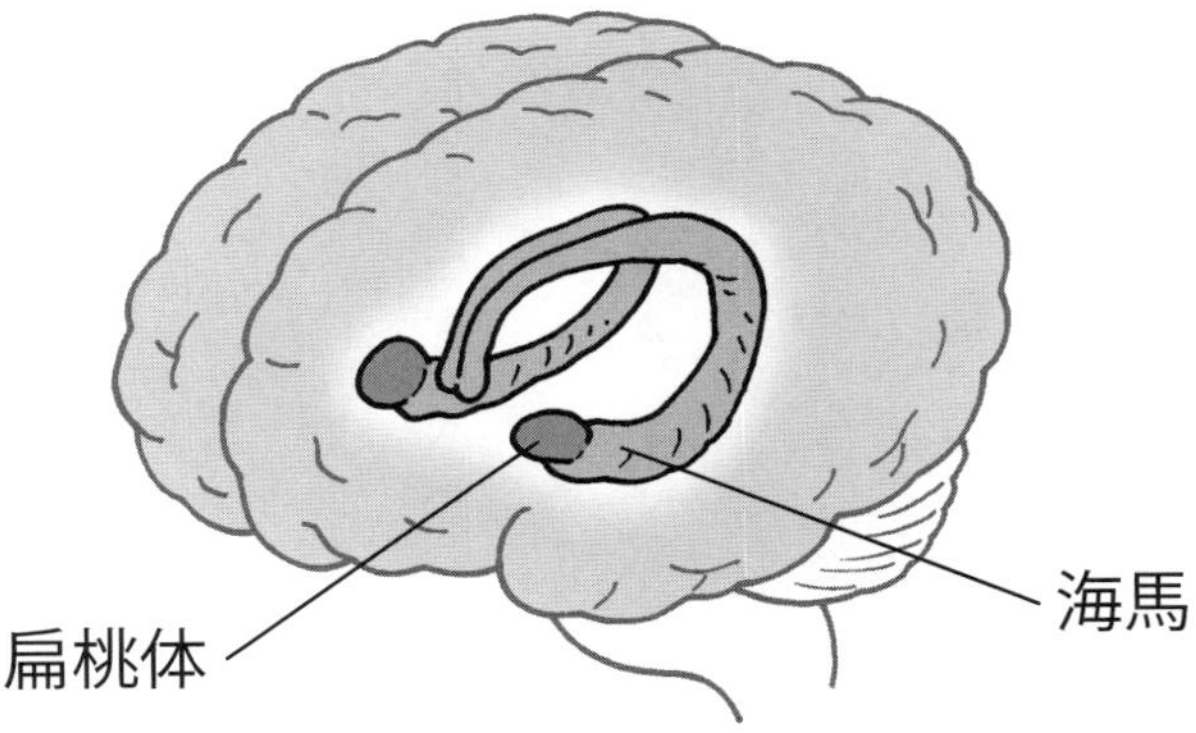

体が硬い人の方がよいでしょう。思い浮かべられましたか？

その前屈している人の脚の部分が海馬で、靴の部分が扁桃体です。

ちなみに扁桃体は、喉にある「扁桃腺」とは関係がありません。どちらも形がアーモンド（＝扁桃）に似ているからという理由で、その名がつけられました。

この海馬と扁桃体の位置関係が、ストレスと記憶の関係を考えるうえで大切になります。

扁桃体は感情の中でも特に、恐怖や嫌悪を起こすような刺激を受けたときに強く反応し、海馬に影響を与え、その出来事の記憶を強めます。恐ろしい出来事があると、前屈した人の靴が飛び跳ね出し、その影響でその人の脚も揺れてしまうというイメージでしょうか。実際には揺れるわけではなく、脳内物質が関係しますが、扁桃体の活動中に形成される記憶は、普段よりも強固になります。

この現象は生物が生き残るために、とても合理的な仕組みです。恐い目にあったのに、それを忘れて何度も同じことを繰り返したら、死ぬ確率が高くなるからです。何回も繰り返し行わなくても、たった一度の経験で「それは危険な行為だ」と強烈に記憶に焼きつけることができたら、同じような状況になったときにすぐさま思い出すことができます。たとえば、水辺で水を飲もうとしたときに、ワニに襲われて、激しい恐怖を感じて命からがら逃げ出したとしたら、その動物は、もう二度とその水辺には近づかないか、どうしてもそこで水を飲みたいときは、かなり慎重に行動するでしょう。

しかし、このような生存のための機能も、ストレスが長期にわたった場合は、脳にとって困ったことが起こります。長期にわたって扁桃体が過剰に反応し続けると、本来その反応を鎮める役割を担う理性の脳領域「前頭前野」も正常に機能しなくなります。そうすると、ストレスホルモン「コルチゾール」が過剰分泌され、隣接する海馬の神経細胞にダメージを与えます。脳の神経細胞に必要な栄養物質BDNFも減少するため、ダメージを修復できなくなるのです。

さらに、慢性的なストレスは前頭葉全体にも悪影響を及ぼすことが示されています。

▼ビジネス遂行に必要不可欠な「前頭葉」がストレスで機能低下する理由

強いストレス状態にあるときや、緊張したときに、通常ならできることができなかったという経験は誰しもあるのではないでしょうか。それは、本来なら前頭前野の高次機能を働かせて、冷静に判断したり、計画を遂行したりしなければならない状況なのに、ストレスがかかると、脳が逃げるか戦うかという非常時モードになってしまい、前頭前野の機能低下が起こるためです。

将来の計画や客観的な判断など時間のかかることをしている場合ではなく、すぐになりふりかまわず行動するために、血流は前頭葉ではなくストレス反応に関わる扁桃体へより多く割り当てられます。

心臓が早鐘を打ち、頭がぼうっとして、何も考えられないくらいに緊張してしまったときは、あなたの脳は必死で恐ろしい猛獣からあなたを逃がそうとしているのです。そんなときは、「扁桃体ががんばっているんだな」と脳の中で起きていることを想像してみてください。そんなふうに客観的に自分の状態を認知すると、理性の脳領域が働き始めます。よく「失敗しても死ぬわけではない」と自らを励まして大きな勝負に臨む人がいますが、それは、脳に「そんなに騒がなくても命の危険はないから」と言い聞かせる効果があるのかもしれません。

今紹介したのは短期的なストレスと前頭葉の関係ですが、長期にわたるストレスが、前頭葉の中の「背外側前頭前野《はいがいそく》」と呼ばれる部分の機能を低下させ、うつ病のような深刻な病気を引き起こしやすくするという研究報告があります。

背外側前頭前野は、注意集中、判断、意欲、興味をつかさどる領域ですので、この部位の機能が低下すると、ビジネスに必要な多くの機能のパフォーマンスが落ち、意欲もなくなります。同時に、扁桃体のバランスを整えることができなくなるため、不安、悲しみ、自己嫌悪、恐怖などの感情のコントロール機能も低下します。

うつ病が発症するメカニズムはまだ完全には解明されていませんが、この背外側前頭前野の機能の低下による扁桃体の暴走が関わっていることがわかっています。

▼慢性的なストレス状態は免疫力を低下させる

ストレス状態に置かれると「副腎」という腎臓の近くにある5センチほどの小さな器官の皮質と呼ばれる場所（副腎皮質）からコルチゾールが出ます。

コルチゾールは非常事態の際に私たちをストレスから守るために存在しています。危険が迫っているとき、すなわち大きなストレスがかかったときに、戦う、または逃げるなどの行動が素早く取れるように、血圧を上げ、血液の流れる量を増やします。さらに、体内の「炎症反応」を鎮火します。炎症反応というのは、体内の「免疫細胞」たちが敵と戦っている戦火です。それを止めれば体内へのウイルスなどの侵略を許してしまいますが、生死がかかった非常事態では、体内の小さな侵入者と戦っている場合ではありません。たとえ、ウイルスや細菌の侵入を許しても、すぐには病気になりませんが、鋭い牙でとびかかってくる敵からは一刻も早く逃げないと死んでしまいます。

しかしこれは、あくまで非常時の短い時間限定の対処法です。慢性的にストレス状態に置かれている現代のビジネスパーソンの状況には合わないやり方なのです。コルチゾールが分泌され続けていると、体内の免疫系は戦いを開始することができません。ウイルスや細菌の侵入を許し、病気にかかりやすくなります。

さらにコルチゾールは、血圧を上げるため、長期間作用すると心臓や血管に大きな負担をかけます。血圧が高いままだと、心臓は疲弊してしまいます。過労死の7割は、心疾患が原因ですが、ストレス状態が続くと心臓への負担が大きくなるのです。血液の状態が悪くなれば、全身にも不調が及んできます。特に、大量の酸素や栄養を必要とする脳は影響を受けやすいのです。

ストレスによって引き起こされる免疫力低下は、体に深刻なダメージを与えます。特に、すでに何らかの疾患を抱えている場合は、その症状を悪化させる可能性があります。また病気になる一歩手前の疾患予備軍の状態であれば、発症のリスクを高めてしまうかもしれません。

北海道大学の研究者らが2017年に発表したマウスを用いた研究では、慢性的なストレスを与えた正常なマウスの血液に、多発性硬化症のモデルマウスから採取した免疫細胞を注入した結果、7〜8割が1週間ほどで突然死することが示されました。多発性硬化症は、脳や脊髄、視神経などに炎症が起こる病気で、免疫細胞が自分の神経細胞を攻撃してしまうことが原因だと考えられています。この自分を攻撃してしまう免疫細胞を、健康な状態のマウスに注入しても何も起こりませんでしたが、床を湿らせたケージで飼育し、睡眠不足にさせるなどして、マウスに慢性的なストレスを与えた場合は突然死が起こったのです。さらに、この突然死の原因を解析すると、胃や十二指腸の炎症による出血が引き金となり、心臓の機能が低下した結果であることがわかりました。

この研究結果は、ストレスが体に与える深刻な影響を物語っています。ストレスによるダメージは、心理的な負担になるだけでなく、体を確実に蝕んでいるのです。

▼ストレスの兆候に注意を払うことが大切

ストレス対策において重要なことは、自分が受けているストレスを正しく把握することです。

特にビジネスパーソンは、長時間のパソコン作業やデスクワークなどで、交感神経が活発に働き、自律神経のバランスが崩れやすくなります。しかし、仕事への意欲、達成感が強いときや、責任感が強い人などは、脳の働きにより疲労の警告信号が覆い隠されてしまい、疲労を感じにくくなります。

これにより、実際の疲労度と、本人が感じる疲労の間にギャップが生じ、本来は脳や身体が休息を欲しているにもかかわらず、気づかないまま仕事を続行してしまい、脳や体にさらなるダメージを生じさせます。このような状態が慢性化すると体調不良、老化促進、様々な病気のリスク上昇につながります。

自分の感覚だけを過信せず、こんな出来事があったのだからストレスがかかっているはずだと客観的に判断することが大事です。昇進や、結婚や引っ越しなども大きなストレスとなります。心や脳に負担がかかる出来事があったときは、意識的に脳を休めるようにしましょう。

ストレスの兆候の例として、次のような状態が挙げられます。

▼寝つきが悪い、夜中に目が覚めて眠れない、特に用事もないのに朝早く目覚めてしまうなどの睡眠の問題を抱えている

▼イライラした状態が続いている
▼頭に霧がかかったような状態が続いていて、思考力などの認知機能が低下している
▼気持ちが沈みがち、人生に希望が持てない、自分は価値のない人間だと感じる
▼不安な状態が続いている
▼倦怠感が続いている
▼食事を美味しいと思わない、食欲がない
▼体が痛い（胃痛、首や肩が凝る、頭痛など）、または体の調子が悪い状態（胃腸の調子が悪いなど）が続いている

慢性的ストレスは、うつ病、心疾患、認知症、その他の様々な疾患のリスクにつながりますので、自分のストレスの兆候に注意を払うことは大変重要です。

▼「今この瞬間」に意識を向けると脳が変わる

テレビを見ながらスマートフォンでメールのやりとりをしたり、仕事をしながらネットサーフィンをしたりするような、ひとつのことをやりながら、同時並行でほか

のことを複数行うマルチタスクは、脳に過剰な負担をかけ、脳を疲れさせてしまうことは第1章でお話ししました。

十分に疲れが取れた状態のときに、適切なやり方で身体運動と知的刺激を組み合わせたデュアルタスクを行えば、脳を鍛えることができます。ウォーキングや踏み台昇降などの反復的な身体運動と脳トレなどの知的刺激を組み合わせたデュアルタスクが脳にポジティブな影響を与えるという科学的エビデンスは多く存在します。国立長寿医療研究センターでは、運動と知的刺激（計算、しりとりなど）を組み合わせたトレーニング「コグニサイズ」を実施しており、認知症の予防に有効としています。

ですが、ただでさえ仕事でくたくたに疲れ切った脳に、さらに、必要もないのに前述のようなマルチタスクをさせ続けていると、様々な弊害が起こります。第1章で紹介した研究（日常的にマルチタスクを行っている人は、「情報の取捨選択力」「複数のタスクを素早く切り替える能力」「ワーキングメモリ」の3つの能力が落ちている）に加えて、いくつかの電子機器を同時に使う習慣を持つ人の脳は、感情のコントロールや、意思決定、共感、報酬への反応に関連する「前帯状皮質」と呼ばれる脳領域の細胞体の密度が低いという結果も報告されています。

複数の作業を同時にすると、ひとつずつ行ったときよりも作業スピードが落ちるという研究報告もあります。

マルチタスクの悪影響についてまとめると次のようになります。

▼作業効率の低下
▼ミスが増える
▼記憶力の低下
▼ひとつのことに集中できなくなる
▼創造力の低下
▼深い思考が減り、浅い思考が増える

脳にダメージを与えたうえに、仕事の効率も下がるのでは、マルチタスクを行うメリットはほとんどありません。

しかし、やめようと決意しても、気がつけばスマートフォンに手を伸ばしたり、ネットサーフィンを始めたり、複数のタスクを同時にやろうとしてしまうとしたら、あなたの脳はすでにひとつのことに集中しにくい脳に変わってしまっている可能性があります。脳が疲れやすい悪習慣を身につけてしまっているのです。

どれだけ体に悪いとわかっていても、習慣を変えるのは容易なことではありません。私たちの脳は、何かを達成するとドーパミンを放出します。これは私たちに、快感を与えてくれます。一度この気持ちよさを経験すると、また同じ経験をしたいと思うようになり、似た行動を取ろうとします。

本来、これは生存に有利な行動を取らせるための脳の戦略ですが、現代は、原始時代にはなかった、ドーパミンを放出させるものが山ほどあります。達成感を覚えると人は気持ちよくなり、もっと求めたくなるということを利用すれば物が売れるので、そのように設計されているのです。

仕事をひとつずつやっていると、それが終わるまでなかなか達成感が得られませんが、マルチタスクを行う中では小さな達成感を得ることができるので、脳はそちらに依存してしまいます。しかし、「グーグルの検索窓に、欲しいゴルフクラブの名を打ち込んだら、お得な情報が出てきた」という小さな達成感をいくつ積み重ねても、本来の仕事の助けにはなりません。ほかのことをすればするほど、本来仕事に使われるはずの脳のリソースが無駄に消費されて疲れてしまうのです。

この悪習慣から抜け出すひとつの方法が、マインドフルネス瞑想です。

▼マインドフルネス瞑想でストレスに強い脳を作る

マインドフルネス瞑想とは、自分の心や体の状態に気づき、ポテンシャルを引き出すトレーニングで、瞑想から宗教的要素を取り除き、誰もが取り組むことができる脳の休息法です。

マインドフルネス瞑想を行うときは、安定した姿勢を取り、ほかに何もしないで、心を落ち着かせ、自分の状態を静かに観察します。マルチタスクを行っているときとは、まったく逆の状態と言えるかもしれません。

マインドフルネス瞑想はストレスを排除するトレーニングではなく、ストレスを受けても自ら克服して脳を休息させる心のトレーニングです。これにより、脳疲労を溜めない習慣を身につけ、脳が本来持っているポテンシャル（集中力、注意力、その他の認知機能など）を引き出すことを目指します。

近年、その効果が科学的に証明されたことで、グーグルやフェイスブックをはじめ、世界中の企業で人材育成カリキュラムに導入されるようになりました。また、最近は個人で実践する人も増加しています。

瞑想というと、何年間も修行をしないと体得できないというイメージがありますが、米国のウエイクフォレスト大学医学部の研究者たちは、1日20分、週4回のマインドフルネス瞑想で脳のパフォーマンスが向上することを示しました。

過去に瞑想体験のない参加者49人を2つのグループに分け、1つ目のグループにはマインドフルネス瞑想を行ってもらい、もう1つのグループには録音された本の朗読を聞いてもらいました。これを1日20分、週に4回実施した後に、気分、言葉の流暢性、ワーキングメモリなどの評価を行いました。

どちらのグループも気分は改善されていましたが、疲労や不安の軽減効果はマインドフルネス瞑想を行ったグループの方だけに見られました。さらに、ワーキングメモリ、実行機能などが顕著に改善されていました。

マインドフルネス瞑想を行っていくと集中力が鍛えられていきますが、このような短期間での効果は、マインドフルネス瞑想によって脳が疲労状態から回復した結果である可能性が高いでしょう。瞑想中は、スマホをいじったりネットサーフィンをしたりすることはできません。さらに、呼吸やひとつの音などに集中して雑念を排除することは、脳に休息を与える有効な方法なのです。

マインドフルネス瞑想の方法については様々なところで紹介されていますので、ぜひ実践してみてください。

▼脳は意識していないときこそ働いている
――デフォルトモードネットワークについて

ビジネスパーソンの中には、常に何かを考え続けているという人も多いのではないでしょうか。本当にしっかりと考えているのならそれは有意義な時間ですが、多くの場合、長時間頭の中だけで考え続けることはかなり困難です。優秀な数学者でも手で数式を書き出してみるように、人間は紙に書き出したり人に話したりするというアウトプットによって、もっと深い思考に進むことができますが、頭の中だけで考えているとなかなか深めることはできません。

脳の中に言葉があふれてきて、次から次へと考えが飛び移り、注意力も散漫になっているのだとしたら、それは考えているとは言わないかもしれません。または、答えの出ないことや終わったことを何度もぐるぐると反芻して思い悩み続けているのだとしたら、それは生産的な思考ではありません。

しかも、単に時間の無駄というだけではなく、脳を疲労させ、嫌なものを思い浮かべることによるストレスで脳や体にダメージを与える行為なのです。

すでに過ぎ去ったことを気に病んだり、起きるかどうかもわからない未来のことに不安を感じて悩んだりして、あれこれと雑念が浮かんでいると、ストレスが生み出されます。過去の失敗を思い出しただけで胃が痛くなった経験はないでしょうか。

意識的に何かを考えようとして集中しているのならよいのですが、無意識にだらだらと頭の中でネガティブなおしゃべりが始まってしまうことは脳にとって百害あって一利なしです。

想像してみてください。常におしゃべりな人間が側にいて、結論のない、解決する気もないただの愚痴を延々としゃべり続けているとしたら、あなたはどう感じるでしょうか。うんざりすることでしょう。そして、本来考えなくてはならないことに集中できず、浮かぶはずのアイデアも浮かばなくなるでしょう。

私たちの脳はいつでも活動しています。私たちは、意識的には何も考えていないつもりでも、雑念が次々と湧いてきます。こんなとき、デフォルトモードネットワーク

（DMN）と呼ばれる脳領域が過剰に活動しています。

DMNは、特定の活動に集中しているときに沈静化し、デフォルトという名のとおり、安静時に活発に活動する脳領域です。人間の脳は放っておくと、過去や未来に心がさまよいやすく、DMNはこのようなときに過活動になりやすいのです。

DMNの役割についてはまだ完全にはわかっておらず、研究の余地がありますが、次の動きに備えて準備するアイドリングのような状態だと考えられています。

脳は領域ごとに担当する機能があり分業化していますが、DMNでは、脳の複数の領域が同調して働きます。その消費エネルギーは、脳が消費するエネルギーの60～80％を占めると言われています。一方、意識的な活動をしているときに消費するエネルギーは、脳全体のエネルギーの僅か数％です。

このように大量のエネルギーを消費するDMNは脳の疲労と関係が深いのです。

ぼんやりしながら次から次へと雑念を思い浮かべる時間が長いほど、DMNが長時間活動します。無意識に思い悩んでいると、何も生産的なことはしていないのに疲れ切ってしまうのです。

いつまでも思い悩むよりは行動を起こした方がいいということは、脳科学的にも言えそうです。行動を起こせば、脳はＤＭＮが過活動な状態から意識的な活動に移行し、消費エネルギーを抑えることができるからです。

常に何かを考えているのは忙しいビジネスパーソンの象徴のようですが、一度、無意識のときに自分が何を考えているか、意識して自分の脳を観察してみてください。それがもし考えるに値しないことや、脳や体にストレスを与える内容だったとしたら、脳のおしゃべりを意識して止めると、脳の疲労を軽減することができます。

▼ヨガはストレスを軽減させ脳のパフォーマンスも向上させる

科学的に効果が証明されているストレスケアの方法のひとつとして、私たちはヨガに取り組むことも提案しています。ヨガで行う深い呼吸には心身をリラックスさせる効果があります。深い呼吸をすることで酸素の供給量も増え、副交感神経の働きが活発化し、緊張状態が解きほぐされます。自律神経のバランスを整える効果があり、これによりストレスの低減効果が得られます。

ヨガには瞑想の要素が含まれるため、前述のマインドフルネス瞑想と同様、脳と心の疲労を低減する効果があり、ヨガを続けることで、ストレスに負けない強い心と脳を作る効果が期待できます。また、脳疲労の回復効果により、認知機能にもポジティブな影響が期待されます。

ヨガは本来、エクササイズとして考案されたものではありませんが、体に多くのプラスの効果をもたらすことが報告されています。過去の複数の研究でも、筋肉の増強や骨の強化、柔軟性の向上など、ヨガの身体的効果について検証が行われており、有酸素運動の効果により、心臓にも良い影響があることが報告されています。体を使うため運動の効果が得られ、瞑想によって脳を落ち着ける効果も期待されます。

2010年、日本の東洋大学の研究グループが、会社の休憩時間にヨガを行うとストレスが軽減することを示した研究があります。

調査の結果、ヨガを行った人たちの方が、自由に休息していた人たちよりもストレス軽減効果が高いことが明らかになりました。さらに、ストレスの度合いが高い人は、ヨガの効果も高いことが判明しました。

ストレスの度合いを測る方法は、いろいろあります。たとえばアンケートなどで本人の主観をもとに測定する方法もありますが、これでは自覚のないストレスは検知できませんし、気分に大きく左右されてしまうかもしれません。

この研究では、唾液中の「アミラーゼ」という酵素の活性を測ってストレス度を決定しています。ヨガによってストレスが軽くなったことが本人の気持ちで判断されたのではなく、体の変化で示されたのです。アミラーゼというのは、私たちが日々食事をするときに唾液から出てくる分解酵素で、でんぷんを糖に変える働きがあります。ストレスが高まるとアミラーゼの分泌量が多くなります。

ヨガが脳の認知機能を向上させるという報告もあります。

日頃の活動度が低い健康な参加者198人（55〜79歳、平均62歳）を次のように2つのグループに分けました。
▼Aグループ……1回60分のヨガを週3回、8週間行う
▼Bグループ……1回60分のストレッチと筋トレを週3回、8週間行う
実験開始時と、8週間後に、作業切り替え課題や、Nバック課題などのワーキングメモリを使う課題を行って、成績を比較しました。

その結果、ヨガを行ったAグループは、行っていないBグループに比べて、作業切り替え課題の反応が速くなり、またワーキングメモリの改善が見られました。

本研究により、ヨガは実行機能、ワーキングメモリなどの認知機能の向上に効果的である可能性が示されました。

インタビュー

脳を活性化させる3つの方法

岩手医科大学薬学部神経科学講座教授
駒野宏人 先生

マインドフルネス瞑想を行うことは脳科学的にはどういう意味があるのでしょうか。

マインドフルネスとは、「今・ここの体験を（良い悪いの判断をすることなく）ありのままに気づき、受容していく」ことを意味しています。現代社会は、情報過多で刺激が多く、たとえば、歩いているときでも、常に頭の中でいろいろなことを考えて、今・ここから離れてしまいます。マインドフルネス瞑想は、意識を今・ここに戻すトレーニング法です。最近、fMRIやMRIなどの脳画像によって脳活動の様子や脳の構造の詳細をとらえることができるようになり、瞑想が確かに脳の反応や構造に変化を与えることが実証されてきました。具体的には、不安を感じる扁桃体の反応性が弱まり、ストレスに強くなると考えられます。また、瞑想熟練者では、脳の前頭極（メタ認識など）、島（身体感覚など）、海馬（記憶）、前帯状皮質・眼窩前頭前野（感情の調整、共感など）などの部位が、統計的に厚くなっていることが報告されています。瞑想の効果として「集中力」「感情のコントロール力」「メタ認知力」「共感力」が上がることなどが報告されていますが、この脳構造の変化と関連している可能性があると思われます。また、マインドフルネス瞑想をするとデフォルトモードネットワーク（DMN）が抑えられ、脳の休息が深まることが明らかとなっています。

また、瞑想によって「テロメア」の短縮が抑制されるという、大変興味深い結果も報告されています。人間の細胞は分裂のたびに遺伝子が短くなりますが、遺伝子の末端部分は遺伝情報がない配列を持ち「テロメア」と呼ばれています。この部分は、短くなってもいいように安全弁のようになっているわけです。テロメアがある程度以上短くなると、細胞分裂が止まり、老化が始まります。さらに最近の研究の結果、瞑想をするとテロメアを伸ばすための酵素テロメラーゼが活性化するということが報告されました。瞑想によって、テロメアが伸びるのです。もちろん、テロメアの伸びる速さよりも細胞分裂で短くなる方が速いと予測されるので、瞑想によって若返ると言い切ることはできませんが、瞑想によって、老化の速度も抑制される可能性が出てきています。

先生はヨガのインストラクターもされていますが、ヨガにはどのような効果がありますか。

心身相関という言葉をご存じでしょうか？　心が体にも影響を与えるし、体も、心や考え方に影響を与えます。ヨガは、身体を整え、心に働きかけます。ヨガを支える3本柱は、ポーズ（体操）・呼吸・瞑想です。ヨガはそれらを使って、心身を整えるとても良い方法です。身体に意識を向け（マインドフルな集中を身体に向ける）、呼吸と連動してポーズを取ることで、頭の中が静かになり、瞑想でさらに脳の調整が深まります。現在、ヨガの効果は科学的にも実証されてきています。自律神経系を整えることはもちろん、たとえば、コブラのポーズ（うつ伏せからコブラのように頭・胸を上げ広げるポーズ）を行うと男性ホルモンのテストステロンの分泌が高まるなど、ホルモン分泌などにも影響があることが実証されています。

ですから、ヨガをするととても心地よい身体感覚に包まれて、姿勢も良くなり、1日をポジティブな気持ちで始めることができます。

脳を活性化するために重要なことは何でしょうか。

適切な食事と睡眠は絶対必須で、これを前提としたうえでお答えすると、脳を活性化するものは3つあると私は考えています。本書にも書かれていますが、1つ目は運動です。運動によってBDNFが分泌されることがわかっています。これは神経を活性化するうえで重要な因子です。運動は、アルツハイマー型認知症の予防やうつ病の予防となることも明らかにされています。2つ目はわくわくする気持ちです。これにはドーパミンの分泌が関わっています。わくわくするような新しいことにチャレンジするとドーパミンが分泌されて、認知機能が高まり、脳が活性化されます。また、3つ目は人とのつながりです。社会交流がなくなるとアルツハイマー型認知症のリスクが高くなります。人とのつながりによってオキシトシンが分泌され、オキシトシンは自律神経を整え、気持ちを安定させ、それにより自分が必要とされていると感じることができます。

ぜひ、運動、わくわく、人との対話で脳を活性化し、人生を楽しんでほしいと思います。

第9章

その他の生活習慣

——脳のためにできることはまだまだある

この章では、ここまでで取り上げなかったいくつかの生活習慣と脳の関係性について説明します。また、認知症の発症リスクと関連が深い生活習慣病と脳の関係についても詳しく説明していきます。

▼飲酒は認知機能にどう影響するか

最初に飲酒について取り上げます。はたしてお酒は、脳にとっては「百薬の長」となるでしょうか。それとも「百害あって一利なし」でしょうか。

まずは、お酒好きの人が喜ぶデータから紹介します。

食事の項目でも登場した赤ワインは、抗酸化作用を持つポリフェノールを豊富に含んでおり、様々な疫学研究や動物実験で、アルツハイマー型認知症の予防に有効であることが示されています。

赤ワインは皮も一緒に発酵させるため、白ワインよりもポリフェノールが多量に含まれています。また、赤ブドウの皮には血液をサラサラにしてくれる「アントシアニン」や、抗酸化力が強く、長寿遺伝子を活性化するとされている「レスベラトロール」、アルツハイマー型認知症の予防効果が確認されている「ミリセチン」が含まれています。

ただし、後で説明しますが、大量のアルコール摂取は脳に害を与えます。この研究でも、アルツハイマー型認知症の発症リスクを下げる効果が見られたのは、1週間でグラス3杯まででした。日本人はアルコールに弱いタイプの遺伝子を持っている人が多いことや、体格の違いを考慮しますと、欧米の基準より少なく見積もった方がよいでしょう。

ビールに関する研究報告もあります。2017年に日本の研究チームが、マウスを使用した研究で、ビールに含まれる苦み成分の「イソα酸」がアルツハイマー型認知症を予防する可能性があることを発表しました。

研究チームはアルツハイマー型認知症のモデルマウスに対して3か月間、ビールの苦み成分であるイソα酸を含む餌を与え、脳内に現れる変化を観察しました。その結果、イソα酸入りの餌を食べていたマウスは、普通の餌を食べていたマウスに比べて、脳内のアミロイドβの量が明らかに減少していました。さらに、脳内の炎症が少なくなり、脳のお掃除屋「ミクログリア」が老廃物を除去する働きも向上していることがわかりました。加えて、神経細胞の量も増加し、認知機能も改善しました。

今回の研究はマウスを対象としたもので、しかもアルコールの影響は考えられていないため、この研究だけではビールがアルツハイマー型認知症の予防になるとは言えません。今後の研究が期待されるところです。

多くの研究で、大量の飲酒は認知症のリスクを上昇させることが示されています。では、どのくらいなら飲んでもよいのでしょうか。

これまでの研究では「適量の飲酒であれば体や脳に良い」とされてきましたが、2017年にイギリスのオックスフォード大学などの研究グループが、「お酒は適量でも脳に悪影響を及ぼす」という、お酒好きには衝撃的な結果を発表しました。

550人（調査開始時の平均年齢：43歳）を対象に、30年間という長期にわたって調査した結果、飲酒量が多いほど、記憶を司る海馬が萎縮していることが示されました。まったく飲まない人に比べ、適度に飲む人（1週間に14〜21ユニット）は、海馬が萎縮するリスクが3倍になっていました。また、1週間14ユニット以上の飲酒者では、言葉の流暢性に関して急速な低下が見られました。

ユニットというのは欧米で用いられるお酒の単位で、1ユニットは100％アルコール10ミリリットルを表します。この研究結果は1週間の飲酒量を見ていますので、脳を萎縮させないためには、毎日飲む場合は1日の量は1ユニット未満に制限した方がよいということになります。1週間で考えると、350ミリリットルのビールなら3缶まで、グラスワインなら3杯くらいまで、ウイスキーなら150ミリリットルまで、焼酎なら240ミリリットルまで、日本酒なら400ミリリットルまでが目安となります。

さらにこの研究では、これまで言われたような「適量の飲酒ならむしろ健康に良い」という効果は見られませんでした。

お酒はコミュニケーションのツールのひとつであり、ストレス解消の楽しみという人も多いと思いますが、脳のことを考えるビジネスパーソンが増えれば、お酒との付き合い方も変わってくるのかもしれません。

▼喫煙者の認知機能は低下する

疫学研究によって、煙草を吸うと肺がんのリスクが3〜5倍に増えることがわかっていますが、喫煙とアルツハイマー型認知症の関係については、有害であるという説と予防効果があるという説があり、はっきりとした結果が出ていませんでした。喫煙で体内に取り込まれる「ニコチン」は脳内のニコチン受容体に結合します。この受容体の働きが、神経伝達に関係しているため、アルツハイマー型認知症などに対して神経を保護する働きがあるのではないかと考えられたのです。しかし、煙草を吸うことは心臓や血管に対しては明らかに有害で、多くの研究者や医師が認知症の促進因子として喫煙を挙げており、「喫煙は認知症のリスク要因である」という説が現在は優勢で、ブレインフィットネスとしては禁煙を推奨しています。

オーストラリア国立大学メンタルヘルス研究センターの研究チームが、喫煙と認知症の発症リスクや認知機能との関連性について、これまでに報告された19の疫学研究をまとめ、2万6374人（平均74歳）を対象としたメタ解析を実施しました。

その結果、喫煙者は喫煙歴のない人と比べると、アルツハイマー型認知症のリスクが1・79倍、脳血管性認知症のリスクが1・78倍に上昇していることがわかりました。また認知機能検査における得点も、喫煙者は喫煙歴のない人に比べ、加齢とともに大きく低下していました。

さらに、米国ケンタッキー大学の研究チームが、ハワイの日系アメリカ人を調査した疫学研究では、喫煙量が増えるほどアルツハイマー型認知症のリスクが高まり、大脳皮質の老人斑も増えていました。しかし、極端な喫煙者（ヘビースモーカー）ではこのようなリスクの増大が見られませんでした。これは、認知症を発症する前に肺がんなどで死亡したためと研究者らは述べています。

もう少し若い世代の喫煙の影響を調べた研究を紹介します。

イギリス在住のおよそ7200人（44〜69歳）を対象に、喫煙歴と認知機能の変化について最大13年間追跡調査をしました。

その結果、男性に関しては、

（1）喫煙者は喫煙歴のない人たちと比べ、全般的な認知機能（特に前頭前野の実行機能）の低下があり、特に中年期に低下していた。

（2）禁煙して間もない人たちも（1）と同様の結果を示した。

（3）10年間禁煙していた男性も、認知機能（特に実行機能）低下のリスクが高かった。

この結果から、喫煙習慣が認知機能を低下させるだけでなく、喫煙による認知機能低下から回復するためには10年以上の禁煙期間が必要である可能性が示されました。

女性に関しては、喫煙状態と認知機能低下との間に関連性はありませんでした。このような性別による違いが出た理由として、研究者らは、女性に比べ男性の喫煙量が多いことや、喫煙者における飲酒量が女性に比べて男性の方がかなり多かったことなどを挙げています。

喫煙で頭をリフレッシュさせているつもりが、ビジネス遂行に重要な前頭前野の認知機能を低下させているのだとしたら本末転倒です。禁煙は早ければ早いほど脳にも体にも良いことは確実です。認知機能を取り戻すためにも、認知症やがんなどに罹るリスクを少しでも下げるためにも、禁煙を真剣に検討してみてはいかがでしょうか。

▼生活習慣病は認知症発症リスクを1・5〜3倍高める

生活習慣病は、飲酒、食事、運動、睡眠などの生活習慣が、発症や病気の進行に関係している病気の総称です。糖尿病、肥満症、脂質異常症、高血圧症、心筋梗塞、脳卒中、がん、歯周病などがありますが、これらは認知症の発症リスクを1・5〜3倍増加させることが多くの研究からわかっています。

米国マサチューセッツ州フラミンガム市の住民を10年調査した研究では、中年期の高血圧、糖尿病、喫煙、肥満が、10年後の脳血管の損傷の発症率を高め、脳の萎縮と関係があり、認知機能の低下を引き起こすことが示されました。

生活習慣病を予防するには、適度な運動、食事の質・バランスによるコレステロール対策や肥満・メタボリックシンドローム対策、さらにストレスケア、良質な睡眠が有効――つまり、本書で紹介するブレインフィットネスは、生活習慣病の予防になるのです。そして、生活習慣病の予防は、脳の認知機能維持や脳血管疾患の予防にもつながります。ブレインフィットネスは直接脳を健康にするだけでなく、間接的にも脳の健康を守るメソッドなのです。

▼認知機能の低下を招く糖尿病

糖尿病は、従来から三大認知症のひとつである脳血管性認知症の危険要因とみなされてきましたが、近年多くの疫学研究や基礎研究により、糖尿病とアルツハイマー型認知症の間にも深い関連があることがわかってきました。

1997年に発表された米国ミネソタ州ロチェスター市の9981人の医療記録を調査した研究では、成人期以降に糖尿病を発症した人は、そうでない人に比べて、男性で2・27倍、女性で1・37倍、アルツハイマー型認知症を発症しやすいことを報告しています。

1999年に、オランダでも、糖尿病と認知症の関係を調べる調査が行われました。調査の結果、糖尿病は認知症のリスクを、ほぼ倍増させることが明らかになりました。また、インスリン治療を受けている患者は、認知症のリスクが4・3倍で、最も高いことも示されました。

日本では、1961年から九州大学が継続的に行っている福岡県の「久山町研究」において、糖尿病がある場合は、そうでない場合に比べてアルツハイマー型認知症が2・18倍、脳血管性認知症は2・77倍起こりやすいと報告されています。

最近では、アルツハイマー型認知症は「脳の糖尿病」や「第三の糖尿病」などと呼ばれ、糖尿病との密接な関係が注目されています。糖尿病になると、インスリンがうまく働かず、脳の細胞が糖を十分に取り込むことができません。栄養不足の神経細胞が増えると脳の機能は落ちてしまい、アルツハイマー型認知症のリスクも高くなると考えられます。

糖尿病は一度発症してしまうと、生活の質に大きく関わる病気です。また、放置すると失明や足先の切除など、重篤な障害にもつながります。第6章で紹介した血糖値を急激に変化させない食べ方の工夫をしたり、運動で肥満を防止するなど、糖尿病予防に取り組みましょう。

▼肥満や寸胴体型が認知症のリスクを高める

肥満は生活習慣病のもとと言われますが、中年期の肥満は認知症のリスクを上昇させることが知られています。

中年、高齢者それぞれにおいて、肥満と認知症の関係を調べた研究を紹介します。イギリスのインペリアル・カレッジ・ロンドンの研究者らが、13の長期研究についてメタ解析を行ったところ、中年期の肥満は認知症のリスクを高め、高齢者の肥満では逆の傾向が見られることがわかりました。肥満が将来の認知症のリスクを高めるという結果は、従来の研究結果と一致していますが、高齢者において逆の傾向が見られたことに関して研究者らは、高齢期の体重減少はほかの病気の影響によるもので、そのことが認知症の発症に影響している可能性を指摘しています。

体型と認知症の関係について32年間にわたって追跡調査をした研究があります。スウェーデンに住む38～60歳の認知症でない１４６２人の女性を対象に行った研究で、調査の結果、中高年期のウエストとヒップの比率が０・８以上の寸胴体型になると認知症になるリスクが2倍程度に跳ね上がることが報告されています。

ほかにも、さらに多い7163人を調べた米国の研究では、認知症ではない60～85歳の閉経後の高齢女性で、やはりウエストとヒップの比率と認知機能に関連があると報告しており、身長と体重の比率を示すBMIが20・0～24・9の範囲内で、なおかつウエストとヒップの比率が0・8以上の場合、認知障害や認知症などを含めた認知機能低下のリスクが高まると報告しています。

ウエストとヒップの比率が0・8の体型でも、BMIが25未満なら肥満というほどではありません。それでも認知機能の低下が見られるのです。

メタボリックシンドロームとMCIや認知症の関係を調べた研究もあります。1519人の認知機能が正常な55歳以上の成人を対象にしたコホート研究で、メタボリックシンドロームは、MCIの発症リスクや、MCIから認知症への進行リスクを高めると報告されています。

肥満を予防または解消するには、食生活の改善と適度な運動が重要ですが、実は、睡眠も肥満と深い関連があります。

米国コロンビア大学の研究チームは、32～59歳を対象に睡眠と肥満との関係性について調査しました。その結果、平均睡眠時間が7時間程度の人に比べ、6時間睡眠の人は23%、5時間睡眠の人は50%、4時間以下の睡眠の人は73%も肥満になるリスクが高まることが明らかになりました。つまり、望ましいとされている7時間程度の睡眠時間以下では、睡眠が短いほど肥満になるリスクが高まることが示されたのです。

睡眠不足の人は、体内のホルモンのバランスが崩れ、食欲が増し、過食を抑制しにくくなるのです。短時間睡眠の人は太りやすいという研究報告はほかにも多くあります。ダイエットに挑戦する人は、第7章も参考にして質の良い睡眠を目指してください。

▼血管の健康管理が心臓を守り、脳を守る

心臓の健康と脳の健康には密接な関係があります。

心臓疾患のリスク因子（高血圧、糖尿病、喫煙、肥満など）と脳の関係性について、米国のマサチューセッツ州フラミンガム市の住民を10年間にわたって調べた研究では、中年期の高血圧、糖尿病、喫煙、肥満が、10年後の脳血管障害の発症率を高め、全脳

および側頭葉の萎縮を引き起こし、認知機能の低下を引き起こすことが示されました。

つまり、心臓疾患のリスク因子は、認知機能低下のリスク因子でもあるのです。

心臓を守るためには、サラサラの血液と健康的な血管を維持することが大切です。そのために鍵となるのが高血圧の予防です。

高血圧の予防と聞いてまず思い浮かぶのは、食塩を控えることではないでしょうか。厚生労働省が5年ごとに改定している「日本人の食事摂取基準」の２０１５年版では、男性１日８・０グラム未満、女性は７・０グラム未満を食塩摂取の目標量としています。日本高血圧学会では、高血圧予防の観点から、男女ともに食塩摂取量１日平均６・０グラム未満を推奨しています。

現在、ＷＨＯでは、高血圧のある人もない人も、食塩摂取を１日５・０グラム以下にすることを強く推奨しています。また米国国立衛生研究所（ＮＩＨ）は、51歳以上の人は、高血圧のある人もない人も、１日３・８グラム以下にすることを推奨しており、日本以上に厳しい減塩のガイドラインが示されています。

しかし、すっかり浸透した「健康維持には減塩が重要」という認識ですが、実は、血圧と食塩摂取には関連がないという研究報告も存在します。

さらに食塩摂取量は少ないほどよいというわけではなく、少なすぎても死亡リスクが高まるという研究報告もあります。

また、近年、食塩を摂取したときの血圧の上がりやすさには個人差があることが明らかになってきました。遺伝的な違いや、体の変化などによっても差が生じるのです。血圧は、食塩摂取の影響のほかに、腎機能（悪いほど血圧が上がりやすい）、人種（白人に比べ、黒人は上がりやすい）、年齢（高齢になるほど上がりやすい。ただし、人種や生活環境により異なる）、遺伝子などの多くの要因が関係することが示されており、将来は、個人個人の体質に合った食塩摂取基準が設けられる日が来るかもしれません。

食塩を多めに摂取しても血圧に影響がない人もいれば、若いときは何を食べても血圧が上がらなかったのに、年を取ると食塩で血圧が上昇しやすくなって、高血圧になる人の割合が増えることも指摘されています。現在血圧が低い人でも油断して食塩を摂りすぎることのないよう注意してください。

高血圧の発症には、食塩の過剰摂取のほか、運動不足、食生活、嗜好品（飲酒過多、喫煙など）、肥満、ストレスなどが影響するとされています。食塩だけを気をつけるのではなく、生活習慣を総合的に見直して、体全体で健康になることが重要です。

▼歯周病でアルツハイマー型認知症が進行する

2016年9月に台湾の研究グループが、歯周病と認知症の関係について調べた論文を発表しました。

研究では65歳以上で歯周病がある3028人と、歯周病のない3028人を比較し、認知症の発症リスクに差があるかどうかを検討しました。歯周病の有無は歯科医師によって診断されました。10年以上にわたって参加者の状態を調べた結果、歯周病があるグループの方が、ないグループに比べて認知症の発症リスクが高いことがわかりました。

歯周病は歯茎が赤く腫れる病気ですが、痛みがほとんどないため、気になっていても忙しい日々に追われて放置しているというビジネスパーソンも多いかもしれません。しかし、歯周病は細菌に感染して起こる病気で、認知症だけでなく、糖尿病や心疾患など様々な病気を引き起こす可能性が多くの研究で示されています。

一見、脳とは関係なさそうな歯の健康にもきちんと気を配ることが大切なのです。

歯周病を予防するには、次のようなことに気をつけるとよいでしょう。

▼歯ブラシをケアする。歯磨き後は洗って乾かした後、日に当てて紫外線で除菌

▼抗酸化作用と殺菌効果があるポリフェノールを摂る

▼唾液には殺菌作用があるため、ガムや小魚などを嚙んで唾液を増やす

▼9つの対策があなたの認知症リスクを下げる

2017年7月にロンドンで開催された「第29回国際アルツハイマー病会議」において、著名な医学雑誌のひとつ『The Lancet』の委員会が発表した声明が注目を浴びました。

その声明は次のようなものでした。

「世界の認知症の35%が9つのリスク因子の改善により予防できる」

改善すべき9つのリスク因子は、特定のライフステージに対応しています。

若年期：①15歳までの中等教育を修了していないこと

中年期：②肥満、③難聴

高齢期：④うつ病、⑤2型糖尿病、⑥運動不足、⑦社会的孤立
全年齢に共通するもの：⑧高血圧、⑨喫煙習慣

これは、世界各国の認知症を専門とする研究者24人で構成されたグループが、過去に『The Lancet』誌に掲載されたアルツハイマー型認知症などの認知症に関する研究論文を「個人レベルでも改善が可能で、予防に取り組みやすい」という視点から分析・評価しまとめた結果です。

ほとんどの場合、認知症と診断されるのは高齢期ですが、認知機能に影響を及ぼす危険因子は若年期、中年期から存在し、認知症の症状が出現する何年も前から脳は変化していることがわかります。

今回の分析では、以前から認知症との関連性が指摘されており、本書でも取り上げている「知的刺激」「食事」「睡眠」「ストレス」「飲酒量」などは含まれていません。しかし、この9つのリスク因子（教育、肥満、難聴、うつ病、2型糖尿病、運動不足、社会的孤立、高血圧、喫煙習慣）に加え、「知的刺激」「食事」「睡眠」「ストレス」「飲酒量」などの因子も含めた検討が進めば、個人レベルによる取り組みで、認知症をかなりの割合で予防できる可能性があると考えられます。

第10章

社会交流

——脳は人とのつながりを求めている

孤独は死亡リスクを高めるという研究報告があります。
２０１５年に発表された社会交流と健康に関する大規模なメタ解析で、１９８０年1月～２０１４年2月に行われた膨大な研究の中から、信頼性が高く、事故や自殺による死亡を含まない70の研究を抽出し分析しました。世界のさまざまな地域の３４０万７１３４人（平均66歳）が研究の対象となり、経過観察期間は平均で約7年間でした。対象者の63％は健康な人で、残りの37％は心臓病などの疾患を抱えた人でした。

解析の結果、人とのつながりが欠如した「社会的孤立」で29％、「孤独感」により26％、「一人暮らし」では32％も死亡リスクが高まることが示されたのです。これは、肥満によって高められる死亡リスクと同等、またはそれ以上という結果でした。また、興味深い点は、「一人でいても幸せを感じている」と回答した人も、「多くの社会的つながりを持っているけれど孤独である」と感じている人と同様に死亡リスクが高かったことです。つまり、この結果は「たとえ本人が幸せと感じていても、孤独であること自体が有害である」ということを示しています。

この結果を、みなさんは意外に思われるでしょうか。それとも、孤独が死亡リスクに関係するというのはいかにもありそうなことで、それほど驚くことではないと感じたでしょうか。

この研究では、社会的孤立の状態にある人や孤独感がある人たちは、喫煙している人が多く、身体活動が少なく、健康のための行動をあまり取っていないこともわかりました。

つまり、社会的孤立や孤独は、睡眠パターンの乱れ、ストレスホルモンの増加、炎症の悪化、免疫システムの異常などの様々な問題を引き起こす可能性があり、これらが罹患率や死亡率を高めるリスクにつながると考えられます。たとえ本人が幸せであると感じていても、健康に影響を及ぼすという結果は、孤独が軽視できない極めて深刻な問題であることを示しています。

さみしいと生活が不健康になるというのは感覚的にわかりそうな感じがしますが、では、なぜ、さみしさや孤独は、私たちの精神や体に深刻な害を及ぼすのでしょうか。

その理由として、私たちの祖先は集団行動を行うことが生存に有利だったから、脳が集団行動に適するように進化してきたという考え方があります。誰かと共感しつながりを感じることを好み、それを積極的に行う個体が生き延び繁栄してきたのではないかという仮説です。それゆえ、私たちの脳は、つながることを心地よいと感じ、孤独を不快だと感じる可能性があるのです。

「社会脳」仮説
——脳が進化したのは他者とつながるためである

1990年に米国の生理学者レスリー・ブラザーズは、霊長類の社会的な行動にともなう脳の働きを「社会脳」という言葉で表現し、この言葉が浸透しました。彼は、社会脳を担う主要な部位として、扁桃体（情動の認知）、眼窩前頭前野（意思決定）、側頭葉下面（顔を見て表情を識別する）を挙げています。

その後、1998年にイギリスのオックスフォード大学の進化心理学者ロビン・ダンバーは、脳全体に対する大脳新皮質の割合を霊長類の様々な種で比較し、興味深い発見をしました。

霊長類は、社会的なグループを作って生活することが知られていますが、そのグループの大きさは種によって違います。たとえば、テナガザルは、オス・メスのペアとその子供という3〜5頭のグループで生活し、ゴリラはオス1頭と数頭のメスと彼らの子供たち（3～20頭）という家族中心のグループを形成しますが、チンパンジーは複数の大人のオスと複数の大人のメス、若者、子供、赤ん坊など様々な構成要素から成る20～１００頭の大規模なグループで生活しています。

こうしたグループが大きいほど、脳における大脳新皮質の割合も大きいことがわかったのです。この研究結果から、ダンバーは、霊長類の大脳新皮質は、自然環境に適応するためというよりも、むしろ、集団生活という社会的な環境に適応するために進化したという「社会脳仮説」を提唱しました。

近年、脳の活動の様子や機能を画像で見ることのできる装置が発達し、社会交流を脳がどのようなプロセスで行っているかがわかってきました。社会交流を行っているときの脳は複数の領域を協調させ、ネットワークを形成して働いているのです。

脳は集団生活をうまくやっていくために、様々な能力を発達させてきました。表情を読み取って相手の気持ちを推察したり、共感したりする能力によってつながりや絆を強めたりすることも、集団生活をうまくやっていくためには必要でした。さらに人は、言葉を手に入れ、物語を共有することで、たとえば協力して狩った獲物を分け合える人数よりももっと大きな集団で協力し合えるようになりました。

硬い体も鋭い牙もなかった私たちの祖先は、このように集団で協力し合うことで、原始の世界を生き抜いてきましたが、現代に生きる私たちの脳は、いまだに私たちが、社会的につながっている方が生存に有利だと信じています。だから、人とのつながりや深い共感を得たときは、脳はオキシトシンという幸せな気持ちになるホルモンを放出し、私たちに、つながることは心地よいと思わせ、つながりを求める行動に駆り立てるのです。

また、社会交流を行うには、脳の複雑な活動が必要です。コミュニケーションをとるには、相手の言葉を理解し、その言葉の意味だけでなく、表情や動作、その場の状況や相手の性格などの様々な情報を統合して、相手の心の中を推察しなくてはなりません。相手の言葉に応えて、その場に適した対応をする能力も求められます。

私たちは、このような複雑な認知プロセスを普段から無意識に行っていますが、先ほど紹介した「社会的孤立」の状態になると、このように脳を働かせる機会が少なくなります。また、「孤独」な人は、たとえ物理的に他人とのつながりがあったとしても、精神的なつながりを感じていないため、複雑に脳を働かせてまで相手を理解しようとはしないのかもしれません。

この章の冒頭で紹介したように「一人でいても幸せを感じている」人も死亡リスクが高くなったのは、孤独は単に気持ちや考え方の問題だけでないことを表しています。幸せかどうかにかかわらず、孤独でいると「社会脳」が衰え、そのことが体や脳に何らかの有害な影響を与えている可能性が考えられます。

次に、孤独と認知機能の関係を見ていきましょう。

▼孤独は認知症の発症リスクを高める

1965年から追跡調査を行っている2513人の日系アメリカ人についての「ホノルル・アジア加齢研究」と呼ばれる研究があります。そのデータをもとに、中年期と晩年期の社会的関わりと、晩年期における認知症リスクとの関連性を解析した結果、中年期に社会的関わりが少なくても認知症の発症リスクには関係がありませんでしたが、晩年期に社会的関わりが少ない人は、多い人に比べて認知症リスクが高くなることがわかりました。また、晩年期になって社会的関わりが少なくなると認知症のリスクが高まることも明らかになりました。

イギリスで行われた4年間の調査では、社会的孤立および孤独と認知機能との関連性を調査しています。社会的孤立とは、人間関係がほとんどなくなってしまった状態です。しかし、孤独は社会的に孤立していなくても生じることがある意識のことで、この研究ではこれらを区別しています。認知機能については、言語の流暢性を調べる検査と、単語の即時記憶（覚えた直後に思い出す）および遅延記憶（覚えた事柄を一定時間経過した後に思い出す）の検査を行いました。

調査の結果、社会的孤立に関しては、調査開始時の認知機能検査の点数に関係なく、4年後にはすべての認知機能検査においてスコアが低下していました。一方、孤独に関しては、4年後の検査では記憶を呼び起こす能力が低下していました。

さらに、追跡調査を行い（平均7・25年）、社会的孤立および孤独と、死亡率、健康面においてリスクのある行動（喫煙や身体活動の少なさなど）、血圧、血中コレステロール、炎症マーカーなどとの関連性も調べました。その結果、社会的孤立と孤独は、どちらも健康のあらゆる面において有害であり、早期死亡率を高めることが示されました。

では、社会的な関係はどの程度、認知症の発症に関連しているのでしょうか。

一般の人に関する研究で、様々な社会的関係と認知症の関連性を調べた19の論文について、システマティックレビューとメタ解析を行った研究があります。

その研究によると、社会的接触の頻度が低く、孤独度が高いほど、認知症のリスクが高くなることが示されました。しかし、社会的ネットワーク、すなわち付き合いの輪の大きさと認知症リスクは関係がありませんでした。認知症のリスクを高めるのは、交流人数の少なさではなく、社会的相互作用の「欠如」である可能性が示されました。なお、この研究では、社会的相互作用の低下は、高齢期のうつ病の発症率を高めることも示されています。

では逆に、社会交流を行えば脳に良い効果が得られるのでしょうか。

運動と社会交流が、脳の構造と認知機能に及ぼす影響を調べた研究を紹介します。

中国上海市にある寺院コミュニティの中から認知症を患っていない60~79歳の男女各125人（合計250人）をランダムに集め、4つのグループに分けました。3つのグループには、それぞれ次のようなことをしてもらいました。

（1）太極拳……週3回、ウォーミングアップと太極拳とクールダウンで合計50分間のトレーニングを実施。

（2）ウォーキング……週3回、ウォーミングアップ10分＋公園で早歩きを30分＋クールダウンを10分で合計50分間行う。
（3）社会交流……週3回、近くのコミュニティセンターに集まり、グループで議論をするという1時間のセッションを行う。
そして、4つ目のグループには、特に何も指示をせず、いつも通り過ごしてもらいました。

40週間の間これらを続けてもらい、始める前と、20週間後と40週間後の合計3回、認知機能検査を行いました。また、MRIを使って脳の容量変化も調べました。

その結果、太極拳を行ったグループと社会交流を行ったグループでは、いつも通り過ごしてもらったグループよりも脳の容量が増加し、認知機能が改善されました。ウォーキングを行ったグループと、いつも通り過ごしてもらったグループでは、脳の容量も認知機能も明確な変化は見られませんでした。

ウォーキングについては、この研究では変化がありませんでしたが、認知機能を改善するという研究報告はこれまでにも多くあり、この研究結果だけでは、ウォーキングに認知機能の改善効果はないと結論づけることはできませんが、少なくとも、社会交流が脳の構造や認知機能にポジティブな影響を与え、その効果は、ウォーキングよりも高い可能性があることが示されたのです。

▼性格も認知症のリスクに関係する

フロリダ州立大学の研究者らがアメリカ人を対象に、性格と認知症の関係についての大規模な研究を行い、その結果が2017年に発表されました。

この研究では、人間の性格は次の5つの要素の組み合わせで構成されるという「ビッグファイブ性格特性」に基づいて、参加者を分類しました。

- 経験への開放性
- 誠実性
- 外向性
- 協調性
- 神経症傾向

これらの性格特性をもう少し簡単に言い換えれば、次のようになるでしょう。

▼好奇心の強さ
▼人と楽しむことが好きかどうか
▼真面目さ
▼空気を読むことに長《た》けているか
▼不安になりやすいか

調査を始める前に、自分の性格についての質問に答えてもらい、2〜8年間にわたって2年ごとに認知機能の変化を調べました。参加者は50歳以上のアメリカ人で、調査開始時に、認知機能が正常であることが確認されている人が1万4557人で、認知機能障害のある人は1850人でした。

研究の結果、協調性が低い人、不安になりやすい、またはイライラしやすいなどの神経症傾向がある人は、認知機能障害の発生リスクが高く、不誠実で不真面目な人は、認知機能障害から認知症へ進展するリスクが高いことが明らかになりました。

なぜこのように性格と認知機能の障害が関係しているのかはまだわかっていませんが、ストレスが溜まりやすい性格が脳に負担をかけている可能性があります。また、社会交流の有無が脳に影響することから、この結果と関係があることが考えられます。この研究では社会交流の有無については調べられていませんが、好奇心が強く、外向的で協調性の高い人は、人との交流を楽しんでいて認知機能に障害が起こりにくかったのかもしれません。

人との交流を楽しみ、協調してうまくやっていくことも、脳の複数の領域を働かせて脳を刺激するブレインフィットネスです。人付き合いに興味がないという人も、脳のために少しがんばって社会交流に挑戦してみてはいかがでしょうか。

▼認知機能の衰えを予防できる職種とは？

２０１６年7月にカナダのトロントで開催された第31回国際アルツハイマー病協会国際会議で、米国ウィスコンシン大学アルツハイマー病研究センターの研究チームは、職種と認知機能の衰えの関係性を調べた研究成果を報告しました。

両親のいずれかがアルツハイマー型認知症で、本人は正常な認知機能を持つ２８４人（平均60歳）を対象に調査を行いました。アルツハイマー型認知症は一部の若年性アルツハイマー型認知症を除いて、家族が発症したからといって、必ず発症する病気ではありません。遺伝要因を持っていても、アルツハイマー型認知症になりにくい生活をしていれば、発症を防ぐことはできます。

研究チームは、参加者の職歴を調査し、MRI検査で脳の状態を調べました。また、記憶力や問題解決能力も検査しました。

その結果、人との交流が多い複雑な職業に就いている人は、脳の血管に障害があることを示す「白質病変」があっても、それ以外の職業に就いていた人たちと比べて、記憶力や問題解決能力が低下しておらず、認知機能の衰えが少ないことが判明しました。

人との交流が多い複雑な仕事とは、医師、ソーシャルワーカー、スクールカウンセラー、心理学者、教師、弁護士、牧師などが挙げられています。これらの仕事は、相手の気持ちや要求を読み取り、それに応じて適切な対応を行う必要があり、脳が鍛えられ、認知的予備力（第5章参照）を蓄えることができます。そのおかげで、血管や神経細胞に障害が起きても、ほかの神経細胞が機能を肩代わりして、認知機能を損なわずに済むと考えられます。

逆に、人から指示を受けて単純な労働をする職業の人は認知症になりやすいことが、本研究で示されています。日頃、人との交流が少ない仕事をしている人は、積極的に人と交流する機会を持つよう心がけると、認知症予防の効果が期待できるでしょう。

たとえば、地域活動に参加すると、様々な職業や知識、考え方を持つ人に出会うことができます。相手の意見をしっかりと聴き、自分の考えや意見をまとめて、社会的背景や考え方の異なる相手に誤解のないよう正確に伝え、また異なる様々な意見をうまく調整することや、協力して何かひとつのことに取り組み成し遂げることで、普段仕事では使用しない脳の領域が活性化し、認知的予備力を高めることができるでしょう。

▼個人レベルの心の改革が必要

孤独な状態でいると認知症を発症しやすいということは前から知られていましたが、認知症の予防はできるだけ早い時期から始めた方が効果的であることを考えると、ほかのブレインフィットネスの項目と同様に、今すぐにでも身の回りの人間関係について見直してみる必要があります。

生活を改善するだけでなく、好奇心を持って普段は経験しないことに挑戦したり、自分とは違う考えを持つ人たちと交流したりすることで、社会脳は鍛えられ、認知的予備力の貯蓄も増えます。

人生100年時代はもうそこまで来ているのです。仕事のために体と脳を酷使してぼろぼろになった状態で、残りの人生を生きるのではなく、日々、メンテナンスを行い、脳と体の健康寿命を延ばせば、より充実した人生を送ることができます。

超高齢社会、少子化、晩婚化・未婚化、離婚率の上昇など、一人暮らしをする人の数は確実に増えていきます。また、携帯電話やインターネット上での交流によって、いつでもどこでも誰かとつながることができるようになりました。これが、孤独感を癒すことになるのか、それとも逆に強めることになるのか、まだ私たちにはわかりません。ネット上のコミュニティとの関わり方もこれからまた変わってくるでしょう。

脳の認知機能を維持・向上させ、認知症リスクを低下させるためには、脳への刺激が必要です。いつもと同じメンバーで、同じような話題で盛り上がるのではなく、あえて普段と違うテーマで議論をしてみるのもよいかもしれません。また、行ったことのない居酒屋やレストランを開拓したり、新しい出会いを求めたり、仕事以外のコミュニティに属したりすることでも脳に良い刺激が得られます。

そういう意味では、好奇心を持つことが、脳の健康のための第一歩と言えるでしょう。好奇心を持ってわくわくしているときは、ドーパミンが放出されます。新しいチャレンジをするときは、いつも使っている脳領域とは別の領域が刺激を受けます。そして、新たな交流の輪が広がり、知り合った相手がまた、次の刺激をもたらしてくれます。

読書会、語学サークル、料理サークル、音楽サークル、スポーツサークルなど、趣味のサークルに社会交流の場を求めてもよいと思います。さらに、地域活動、ボランティア、ＮＰＯなど、複数の人と協調しながら、チャレンジングなことを目指して活動する共同体に参加できれば、認知機能の維持・向上に有効です。

密接な人間関係を築き、社会交流をすることが生涯心身ともに健康で質の高い人生を送る鍵だと言えるのです。

インタビュー

生き抜くために発達してきた「メタ認知」とは

東北大学加齢医学研究所教授
杉浦元亮　先生

脳の疲労は脳画像ではどのように現れますか。

脳疲労は非常に関心の高い分野ですが、イメージング研究で、脳の疲労を可視化するのはなかなか難しいのです。疲労には時間経過など様々な要素が関係してくるので、それらを切り分けてこれが疲労した脳の状態ですというふうにクリアな画像を出すことが困難なのです。

よく言われるのが、疲労すると前頭葉がうまく働かなくなってくるということで、計画を立てたり、集中したりすることが難しくなります。このような前頭葉の働きの多くは「メタ認知」と呼ばれる機能と深く関係しています。

メタ認知とは何ですか？

人によって定義や解釈は様々ですが、私は、自分の意識状態や認識状態を観察して思考のターゲットにする認知機能だと説明しています。メタというのは「高次の」という意味ですから、認知している自分を高いところから俯瞰して認知する働きのことです。たとえば、残業をしていて、もう疲れたからこのへんで仕事を切り上げた方がよいと判断するときには、メタ認知が働いています。脳が疲れてメタ認知の機能が落ちてしまうと、このような客観的な判断ができなくなりますので、適切に休むことが難しくなります。そうなると、ますます脳は疲れてしまい、悪循環が起きてしまいます。

感情を制御するのもメタ認知が鍵になります。怒っているときにメタ認知を働かせることができれば、ただその怒りに埋没するのではなく、怒っている自分を認知して自分の状態を分析し、その場の状況に合わせて適切な判断をすることができます。

ビジネスのコーチングの多くはメタ認知を働かせる仕組みを取り入れています。簡単なところでは日記をつけることや、思考を書き出したりすることも、自分の考えを客観的に把握するメタ認知的なところをサポートしてあげるツールです。

どうして人間の脳にはこのような機能があるのでしょうか。

脳は進化の過程でどんどん増築されてきましたが、より高次な制御ができた方が進化的に有利だったんだと思います。

私たちは東日本大震災で被災された78名の方に、発災から約2年後の復興期までの間に経験した危機回避・困難克服の体験についてインタビューを行い、どのような力が困難克服に役立ったのかを調べる研究を行いました。さらに翌年、このインタビュー調査をもとにアンケートを作成し、1412名を対象に質問紙調査を行いました。その結果、「災害を生きる力」は8つの因子に集約され、その大部分は実際の震災のときの行動や経験と関係づけることができました。

8つの因子は次のようになります。

▼気持ちを整える力（感情制御）
▼問題に対応する力（問題解決）
▼人を思いやる力（愛他性）
▼きちんと生活する力（エチケット）
▼人生を意味づける力（自己超越）
▼人をまとめる力（リーダーシップ）
▼生活を充実させる力（能動的健康）
▼信念を貫く力（頑固さ）

この中で、感情制御の能力はまさにメタ認知の働きと言えるでしょう。ほかにも、問題解決・エチケット・自己超越・リーダーシップなどの背後にもメタ認知能力の存在がうかがわれます。興味深いのは、災害を生きる力として抽出された8因子の中には、個人としてのサバイバル能力だけではなく、人を思いやる力や人をまとめる力のような集団としてのサバイバル能力が含まれていたことです。このような特性がなぜ生きる力に結びつくのか、また脳のどのような機能に関係しているのかは、これからさらに研究していく必要がありますが、この8つの生きる力は、災害のときだけでなく、私たちが人生を充実させて生きていくためにも役に立つのではないかと考えています。

あとがき

本書を書き終えゲラ刷りの最終確認をしていた2018年3月に、最も権威ある学術雑誌のひとつである『Nature』で、人間の海馬では、サルやネズミと違い生後ほとんど神経新生は生じないという研究結果が発表されました。これまで哺乳類や人間の海馬において大人になっても神経新生が生じることが報告され、最近では、記憶や運動などの様々な要因により、生涯を通じて新しく神経細胞が生み出されることが示唆されていましたが、「はじめに」に書いた「昨日までの常識が今日覆る」ことが現実に起こる可能性が示されたのです。もちろんこの1本の論文だけで長期にわたる定説が覆されたと判断することはできませんし、たとえこの結果が真実であったとしても、私たちは自信をもってブレインフィットネスをお勧めします。なぜなら、ブレインフィットネスの効果は神経新生を促すだけではなく、神経伝達物質やホルモン、また交感神経や副交感神経の働きを整え、神経細胞を成長させ、神経ネットワークにおける細胞同士のつながりを増強させるなど、複数の面から総合的に脳に恩恵をもたらすからです。

2016年の厚生労働省の労働安全衛生調査（実態調査）によると、仕事で強いストレスを抱えている労働者は6割近くに上ることが明らかになりました。強いストレスの内容は、「仕事の質・量」が53・8％で最多でした。1日中パソコンの前に座って行う仕事が増えたことや、人手不足で一人あたりの業務負荷が高まっていることなどが原因と考えられます。

21世紀はICT（Information and Communication Technology：情報通信技術）の高度化が進み、私たちの業務の多くが「体を動かす仕事」から、「脳を使う仕事」へと変化しました。その結果、疲労が生じる部位も「体」から「脳」へとシフトしています。また、ICTの飛躍的な発展により、国・社会・業界などの境界がなくなり、国内外の様々な情報がいつでもどこでも入手可能になったと同時に、必ずしも必要でない情報を目にする機会も増え、情報過多になりました。このような状況下では、受動的に安易な情報の選択をする傾向が強くなるため、情報の取捨選択をし、自分で考え、判断・創造するなどの能動的な思考や認知力を維持発展させる主体性が失われやすく、認知機能低下のリスクが高まります。また、こうした過剰な負荷環境では脳疲労が溜まりやすくなります。

あとがき

本書では、そのような環境で生きるビジネスパーソンに、「休めて」から「鍛える」、冴える脳の育て方を提案しています。

各項目の結論だけを見れば、当たり前と感じられる内容も多かったかもしれませんが、このような当たり前のことを、科学的根拠をもとにわかりやすくまとめた本はあまり多くありません。また、「睡眠」や「ストレスケア」など項目ごとの良書はありますが、総合的な取り組みの必要性に重点を置いた本もそれほど例がないのです。

本書でも繰り返し述べてきたように、私たちの薦めるブレインフィットネスは、脳の健康に良いことに総合的に取り組むからこそ、高い効果を生むメソッドです。

たとえば、脳を木にたとえますと、枝葉は脳の神経ネットワーク（神経回路）と言えるでしょう。植物の発芽には、水、空気、適度な温度が必要です。さらに、発芽した植物の成長には、日光や肥料も必要です。

人間の脳も同様です。木が水分や栄養分を大地から得て成長し枝葉をつけるように、脳も「運動の習慣化」「バランスの良い食事」「良質な睡眠」によって、神経細胞が育つ土台ができていきます。

また、木が日光を受けて枝葉を茂らせ成長するのと同様、自分にとって少しチャレ

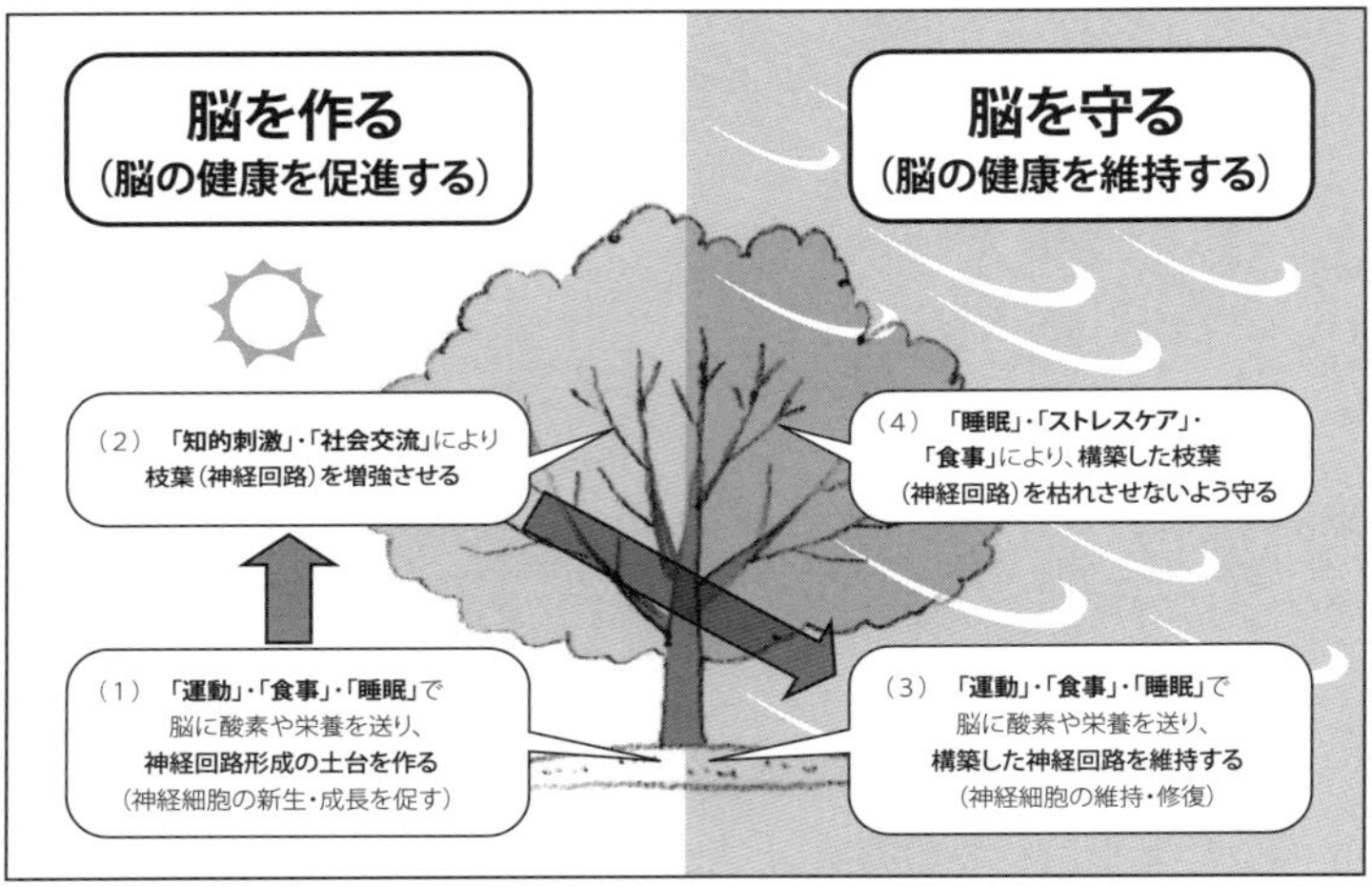

ンジングな「知的刺激」や「社会交流」を脳に与えることで、神経細胞が成長し、神経細胞同士の結びつきが強固になり、神経ネットワークを生い茂らせることができるのです。

運動だけでは豊かな葉を茂らせることはできませんし、知的刺激だけで睡眠や食事に気を配っていないと、神経細胞を成長させることはできません。

また、水分や栄養分、日光の力を得て立派に成長した木も、日照り続きで水分が不足すれば枯れてしまいます。逆に、日照不足が続いても、光合成ができなくなり、植物本来の機能を発揮できなくなるため、病気になったり枯れたりしてしまいます。つまり、根や幹の土台の機能がしっかり働き、適度の（少なすぎても多すぎても駄目）栄養や日光を得て、初めて枝葉が茂り、立派な木に成長することがで、また一旦成長した後も、継続して適度の栄養や日光の刺激があるから枯れずに立派な木であり続けることができるのです。

木に水や日光を与えるように、ブレインフィットネスも日々の習慣として続けていかないと、脳の神経ネットワークを維持し、成長させることはできません。脳はケアをしないまま酷使していると、中・高年期に神経細胞が減少して萎縮したり、認知症になったりするリスクが高まります。

現代のビジネスパーソンの多くは疲れています。疲れている脳に知的刺激を与えることは、日照り続きで枯れかけている木に、水や肥料もやらずに、強い日光を当て続けるようなものです。また、運動習慣とバランスの良い食事により脳に栄養が行き渡り、神経細胞成長の土台は整っていても、知的刺激や社会交流がないと脳の神経ネットワークの成長は促されません。これは、木に十分な水分と栄養があっても十分な日光がないため、枝葉の成長が悪いようなものです。脳の健康の維持・向上には、総合的な取り組みが必要なのです。

ブレインフィットネスを行うことは、人生のどのステージにおいても重要です。本書がみなさまの脳の成長や機能維持を助ける一生のパートナーになれたら、これ以上の喜びはありません。

最後になりますが、お忙しい中、インタビューに快くご対応いただき、異なる研究分野や臨床の立場から脳についての知見を広げていただきました東北大学加齢医学研究所および災害科学国際研究所の杉浦元亮教授、岩手医科大学薬学部神経科学講座の駒野宏人教授、およびブレインケアクリニックの今野裕之院長の各先生方に、心より感謝申し上げます。

また、難解な専門用語や表現が頻出しがちな内容を、専門外の方にもわかりやすく伝わるようご尽力いただいたライターの寒竹泉美さんに深甚なる感謝の意を表します。

そして、株式会社幻冬舎の片山裕美さんなくして、本書が世に出ることはありませんでした。大変お世話になりました。改めて衷心よりお礼申し上げます。

本書によって読者のみなさまが、慢性的な脳疲労から解放され、ご自身の脳の力を取り戻し、さらに鍛えることにより日々のパフォーマンスを向上させる鍵を手に入れられたならば、著者としては無上の喜びです。みなさまが、健康な脳と身体を維持し、生涯自立し、幸せでＱＯＬの高い生活を送られることを祈り、筆を擱《お》かせていただきます。

２０１８年3月

株式会社イノベイジ

ニューロサイエンスラボ ディレクター　杉浦理砂

accelerated brain atrophy in mild cognitive impairment: a randomized controlled trial. *PloS one*, 5(9), e12244.
・Stonehouse, W., et al.(2013) DHA supplementation improved both memory and reaction time in healthy young adults: a randomized controlled trial. *Am J Clin Nutr.*, 97(5), 1134-1143.
・Morris, M.C., et al.(2015) MIND diet associated with reduced incidence of Alzheimer's disease. *Alzheimers Dement.*, 11(9), 1007-1014.

第7章　睡眠——記憶を整理し、老廃物を排出する時間

・Cappuccio, F.P., et al.(2010) Sleep duration and all-cause mortality: a systematic review and meta-analysis of prospective studies. *Sleep*, 33(5), 585-592.
・西野精治『スタンフォード式 最高の睡眠』(サンマーク出版)2017年
・Chang, A.M., et al.(2015) Evening use of light-emitting eReaders negatively affects sleep, circadian timing, and next-morning alertness. *Proc Natl Acad Sci U S A.*, 112(4), 1232-1237.
・Ju, Y.E., et al.(2013) Sleep quality and preclinical Alzheimer disease. *JAMA Neurol.*, 70(5), 587-593.
・Xie, L., et al.(2013) Sleep drives metabolite clearance from the adult brain. *Science*, 342(6156), 373-377.

第8章　ストレスケア——ストレスの正体を知り、脳を守る

・Hanson, J.L., et al.(2015) Behavioral problems after early life stress: contributions of the hippocampus and amygdala. *Biol Psychiatry.*, 77(4), 314-323.
・Brewer, J.A., et al.(2011) Meditation experience is associated with differences in default mode network activity and connectivity. *Proc Natl Acad Sci U S A.*, 108(50), 20254-20259.

第9章　その他の生活習慣——脳のためにできることはまだまだある

・Lindsay, J., et al.(2002) Risk factors for Alzheimer's disease: a prospective analysis from the Canadian Study of Health and Aging. *Am J Epidemiol.*, 156(5), 445-453.
・Livingston, G., et al.(2017) Dementia prevention, intervention, and care. *Lancet*, 390(10113), 2673-2734.

第10章　社会交流——脳は人とのつながりを求めている

・Kuiper, J.S., et al.(2015) Social relationships and risk of dementia: A systematic review and meta-analysis of longitudinal cohort studies. *Ageing Res Rev.*, 22, 39-57.
・Bickart, K.C., et al.(2011) Amygdala volume and social network size in humans. *Nat Neurosci.*, 14(2), 163-164.

本書では主要な参考文献のみをご紹介しています。完全版はブレインフィットネス® のサイトより閲覧・ダウンロードしていただけます。
https://brain-fitness.jp/pdf/references/bible.pdf

主要参考文献

第1章　脳の不調が及ぼす仕事や人生への深刻なダメージ

・Ophir, E., et al.(2009) Cognitive control in media multitaskers. *Proc Natl Acad Sci U S A.*, 106(37), 15583-15587.

・Van Dongen, H.P., et al.(2003) The cumulative cost of additional wakefulness: dose-response effects on neurobehavioral functions and sleep physiology from chronic sleep restriction and total sleep deprivation. *Sleep*, 26(2), 117-126.

・Sindi, S., et al.(2017) Midlife work-related stress increases dementia risk in later life: The CAIDE 30-year study. *J Gerontol B Psychol Sci Soc Sci.*, 72(6), 1044-1053.

・Ngandu, T., et al.(2015) A 2 year multidomain intervention of diet, exercise, cognitive training, and vascular risk monitoring versus control to prevent cognitive decline in at-risk elderly people (FINGER): a randomised controlled trial. *Lancet*, 385(9984), 2255-2263.

第2章　「ブレインフィットネス」は冴え続ける脳のための新習慣

・Brehmer, Y., et al.(2011) Neural correlates of training-related working-memory gains in old age. *NeuroImage*, 58(4), 1110-1120.

第4章　運動――有酸素運動や筋トレで脳が育つ土壌を作る

・Smith, P.J., et al.(2010) Aerobic exercise and neurocognitive performance: a meta-analytic review of randomized controlled trials. *Psychosom Med.*, 72(3):239-252.

・Erickson, K.I., et al.(2009) Aerobic fitness is associated with hippocampal volume in elderly humans. *Hippocampus*, 19(10), 1030-1039.

・Nagamatsu, L.S., et al.(2012) Resistance training promotes cognitive and functional brain plasticity in seniors with probable mild cognitive impairment. *Arch Intern Med.*, 172(8), 666-668.

・DeFina, L. F., et al.(2013) The association between midlife cardiorespiratory fitness levels and later-life dementia: a cohort study. *Ann Intern Med.*, 158(3), 162-168.

第5章　知的刺激――知的な趣味や脳トレゲームで脳の可能性が広がる

・Snowdon, D.A., et al.(1996) Linguistic ability in early life and cognitive function and Alzheimer's disease in late life: Findings from the Nun Study. *Jama*, 275(7), 528-532.

・Verghese, J., et al.(2003) Leisure activities and the risk of dementia in the elderly. *N Engl J Med.*, 348(25), 2508-2516.

・Shah, T.M., et al.(2017) Enhancing cognitive functioning in healthly older adults: a systematic review of the clinical significance of commercially available computerized cognitive training in preventing cognitive decline. *Neuropsychol Rev.*, 27(1), 62–80.

・Lauenroth, A., et al.(2016) Influence of combined physical and cognitive training on cognition: a systematic review. *BMC Geriatr.*, 16, 141.

第6章　食事――脳が冴える食事、脳が鈍る食事

・Roberts, R.O., et al.(2012) Relative intake of macronutrients impacts risk of mild cognitive impairment or dementia. *J Alzheimers Dis.*, 32(2), 329-339.

・Sasaki, N., et al.(1998) Advanced glycation end products in Alzheimer's disease and other neurodegenerative diseases. *Am J Pathol.*, 153(4), 1149-1155.

・Smith, A.D., et al.(2010) Homocysteine-lowering by B vitamins slows the rate of

著者

高山 雅行（たかやま・まさゆき）

株式会社イノベイジ　代表取締役社長
脳トレーニングジム「ブレインフィットネス®」プロデューサー

1989年神戸大学経済学部卒業。株式会社リクルート人材センター（現リクルートキャリア）入社。1997年 株式会社アスパイア（現アイレップ）創業、代表取締役に就任。2006年 ヘラクレス上場（現東証ジャスダック市場）上場、2009年代表取締役会長CEO、2011年デジタルアドバタイジングコンソーシアム（博報堂DYグループ）に売却、連結子会社となり、2012年同社退職。2013年に株式会社イノベイジを創業。
2017年　脳トレーニングジム「ブレインフィットネス®」開業。

杉浦 理砂（すぎうら・りさ）

株式会社イノベイジ　ニューロサイエンスラボ ディレクター
脳科学者／工学博士／首都大学東京特任准教授

2005年まで（株）東芝 研究開発センターにおいて、エレクトロニクス・マテリアルサイエンス分野の最先端の研究・開発に従事。2006〜2008年、米国スタンフォード大学医学部・心理学部において、認知神経科学の研究に従事。主に高齢者（軽度認知障害など）の研究に携わる。2009年より、首都大学東京（旧東京都立大学）大学院において、認知神経科学の研究に従事。脳機能イメージング、学習による脳の可塑性、脳・言語・遺伝子との関連性などに関する研究に取り組む。2017年の4月より株式会社イノベイジ　ニューロサイエンスラボ ディレクターに就任。

脳トレーニングジム「ブレインフィットネス®」

運動、脳トレ、食事指導、ストレスケア（マインドフルネスやヨガ）、睡眠指導などエビデンスに基づいた脳の健康に良い生活習慣を体得するトレーニングを提供。

脳血流や脳波を測定するデバイスなど最新テクノロジーを活用した科学的・効率的なトレーニング、専門的な研修を受けたブレインフィットネストレーナーによる習慣化のサポートなどが特徴。株式会社イノベイジが運営。

https://brain-fitness.jp

インタビュー協力

今野裕之（こんの・ひろゆき）

ブレインケアクリニック院長　医学博士
一般社団法人日本ブレインケア・認知症予防研究所所長

日本大学医学部卒業、順天堂大学大学院医学研究科修了。精神科病院での臨床、老化や認知症に関する臨床研究、西東京市役所の精神科産業医など、幅広い分野で医師として活躍後、現在は東京都新宿区四谷三丁目に開設したブレインケアクリニックで、より早期からの認知症予防に取り組む。また、精神疾患や心身の不調に対して、科学的知見をもとにした薬だけに頼らない治療を行っている。2018年2月、一般社団法人日本ブレインケア・認知症予防研究所を開設。脳の健康管理や認知症予防に関する最新の知見の普及を目的として活動している。

駒野宏人（こまの・ひろと）

岩手医科大学薬学部神経科学講座教授　薬学博士

東京大学薬学部卒業。同大学助手、米国スタンフォード大学・ミシガン大学医学部研究員、国立長寿医療研究センター室長を経て2007年4月より現職。大学院生の頃よりヨガを始め、ヨガ療法士資格を取得。NPO法人日本YOGA連盟に所属し、ヨガ・瞑想指導の活動も行っている。また、米国CTI認定プロコーチ資格を有し、コーチング活動も行っている。

杉浦元亮（すぎうら・もとあき）

東北大学加齢医学研究所教授　医学博士

東北大学大学院医学系研究科修了。ユーリヒ研究センター（ドイツ）医学研究所客員研究員、宮城教育大学助教授、生理学研究所准教授、東北大学加齢医学研究所准教授を経て2016年より現職（同大学災害科学国際研究所とジョイント・アポイントメント）。専門は脳機能イメージング。人間の社会的な能力の神経基盤について基礎研究を行いつつ、成果を加齢医学・災害科学に応用。文部科学大臣表彰若手科学者賞受賞。

ライター

寒竹泉美（かんちく・いずみ）

小説家・理系ライター　医学博士

京都大学大学院医学研究科修了。大学院では神経生理学を学び、アルツハイマー型認知症の基礎研究を行う。2009年に『月野さんのギター』（講談社）で小説家デビュー。恋愛小説家であり、理系ライター集団「チーム・パスカル」に所属するライターとしても活動中。

デザイン　小口翔平＋三森健太＋深澤祐樹（tobufune）
図版　中村知史
カバー写真　Cultura/Getty Images

ブレインフィットネスバイブル

脳が冴え続ける最強メソッド

2018年5月12日　第1刷発行

著　者　髙山雅行　杉浦理砂
発行者　見城 徹

発行所　株式会社 幻冬舎
〒151-0051東京都渋谷区千駄ヶ谷4-9-7
電　話　03(5411)6211(編集)
03(5411)6222(営業)
振　替　00120-8-767643

印刷・製本所　図書印刷株式会社

検印廃止

ISBN978-4-344-03293-4　C0095

幻冬舎ホームページアドレス　http://www.gentosha.co.jp/

この本に関するご意見・ご感想をメールでお寄せいただく場合は、
comment@gentosha.co.jpまで。